中华医学健康科普工程

中华医学会男科学分会男性健康系列科普丛书

男性不育与优生优育

总主编 邓春华　商学军

主　编 高　勇　邓春华

中华医学电子音像出版社
CHINESE MEDICAL MULTIMEDIA PRESS

北　京

图书在版编目（CIP）数据

男性不育与优生优育／高勇，邓春华主编. —北京：中华医学电子音像出版社，2022.6
（中华医学会男科学分会男性健康系列科普丛书／邓春华，商学军主编）
ISBN 978-7-83005-293-5

Ⅰ. ①男… Ⅱ. ①高… ②邓… Ⅲ. ①男性不育-防治 ②优生优育-基本知识 Ⅳ. ①R698 ②R169.1

中国版本图书馆 CIP 数据核字（2022）第 029313 号

男性不育与优生优育
NANXING BUYU YU YOUSHENG YOUYU

主　　编：高　勇　邓春华
策划编辑：史仲静
责任编辑：宫宇婷
校　　对：张　娟
责任印刷：李振坤
出版发行：中华医学电子音像出版社
通信地址：北京市西城区东河沿街 69 号中华医学会 610 室
邮　　编：100052
E-mail：cma-cmc@cma.org.cn
购书热线：010-51322677
经　　销：新华书店
印　　刷：廊坊市祥丰印刷有限公司
开　　本：850mm×1168mm　1/32
印　　张：6.75
字　　数：145 千字
版　　次：2022 年 6 月第 1 版　　2023 年 2 月第 3 次印刷
定　　价：36.00 元

内容提要

本书为《中华医学会男科学分会男性健康系列科普丛书》之一，由多位临床经验丰富的男科、妇科及中医生殖领域的专家对临床上男性不育与优生优育方面的常见问题进行梳理，选取最具代表性的问题，结合笔者的临床经验，以医患对话的形式为读者提供科学的解答，编写视角新颖，科学性、权威性、实用性强，适合广大关心男性健康的读者阅读。

编 委 会

总 主 编

    邓春华   中山大学附属第一医院

    商学军   东部战区总医院

主 编

    高 勇   中山大学附属第一医院

    邓春华   中山大学附属第一医院

编 委 （按姓氏笔画排序）

    王增艳   中山大学附属第一医院

    文扬幸   中山大学附属第一医院

    方 平   南方医科大学珠江医院

    邓春华   中山大学附属第一医院

    包继明   南方医科大学南方医院

    曲晓伟   河南省人民医院

    庄锦涛   中山大学附属第一医院

    刘 晃   广东省生殖医院

    刘军秀   中山大学附属第一医院

    刘贵华   中山大学附属第六医院

    刘喜军   大同市第三人民医院

刘蔚菁　广州市番禺区妇幼保健院/南方医科大学附属何贤纪念医院

李　浩　广东省妇幼保健院

李宇彬　中山大学附属第一医院

肖恒军　中山大学附属第三医院

汪李虎　广东省妇幼保健院

沈晓婷　中山大学附属第一医院

宋明哲　深圳中山泌尿外科医院

张　靖　中山大学附属第六医院

张欣宗　广东省生殖医院

陈　俊　中山大学附属第三医院

陈　鑫　河南省人民医院

陈明晖　中山大学附属第一医院

欧阳斌　广州市第一人民医院

易　翔　香港大学深圳医院

罗　璐　中山大学附属第一医院

赵鲁刚　中山大学附属第六医院

赵善超　南方医科大学南方医院

祝亚桥　广州市第一人民医院

莫穗林　中山大学附属第一医院

徐　浩　华中科技大学同济医学院附属同济医院

翁治委　广州中医药大学第一附属医院

高　军　中山大学附属第一医院

高　勇　中山大学附属第一医院

郭建华　上海交通大学医学院附属第九人民医院
郭海彬　河南省人民医院
唐松喜　福建医科大学附属第一医院
黄永汉　佛山市第一人民医院
黄孙兴　中山大学附属第一医院
黄林环　中山大学附属第一医院
黄昌平　江门市中心医院
梁中锟　中山大学孙逸仙纪念医院
廖勇彬　江门市中心医院
潘　通　佛山市第一人民医院

前　言

　　人口问题是"国之大者"，人口发展是关系中华民族发展之大事，生育率下降和老龄化已成为严重影响我国发展的重要因素。2021 年 5 月 11 日，第七次全国人口普查结果显示，我国人口的年平均增长率仅为 0.53%，生育率明显降低，已处于较低生育水平。我国 2020 年的出生人口数为 1200 万，比 2019 年的 1465 万减少了 265 万，创下历史新低。在出现生育率下降的同时，人口老龄化程度快速加深。20 世纪末，我国 60 岁及以上老年人口数量在全国人口总数中占比超过 10%，进入老龄化社会，预计"十四五"末期将由轻度老龄化转入中度老龄化（老年人口占比超过 20%），约在 2035 年进入重度老龄化（老年人口占比超过 30%）。因此，中共中央政治局于 2021 年 5 月 31 日召开会议，审议《关于优化生育政策促进人口长期均衡发展的决定》，提出进一步优化生育政策，实施一对夫妻可以生育 3 个子女政策及配套支持措施，提高优生优育服务水平，积极应对生育率下降和老龄化。

　　生育问题不仅关系国家和民族发展之大局，也跟每个家庭的和谐幸福密切相关。然而，我国男性不育的发病率呈逐年上升趋势，严重阻碍我国人口的增长。男性不育是指育龄期夫妻有正常性生活且未采取避孕措施，由男方因素导致女方在 1 年内未能自然受孕。世界卫生组织（WHO）指出，全球有 15% 的育龄期夫妻存在生育困难问题，其中 50% 与男方因素有关。男性生育力下降与很多因素有关，包括先天的遗传因素和个体差异及后天的环境污染、不合理饮食、不良作息（如熬夜）、吸烟、酗酒等。男性不育已成为目前亟须解决的重大问题。

虽然我国实施了"三孩政策"，但由于多方因素的影响，推迟生育和高龄生育已成为我国普遍存在且将持续存在的现象。对于女性，生育的最佳年龄普遍认为在 35 岁之前，女性的生育力在 35 岁后明显下降。对于男性，生育的最佳年龄可能在 45 岁之前。高龄生育不仅难成功，还会带来很多风险，特别是增加婴儿和母亲的健康风险。虽然人工授精和试管婴儿等辅助生殖技术可以帮助部分不孕不育夫妻解决生育困难问题，但辅助生殖技术也会带来一些风险。从优生优育的角度来看，采用越自然的生育方式，后代越健康。高龄生育和辅助生殖技术的风险使人们对于生育有了更多的顾虑和担忧。优生优育已成为人民群众关注的焦点问题。

因此，为了回答"男性不育"和"优生优育"中人民群众普遍关心的热点问题，中华医学会男科学分会组织了多位临床经验丰富的男科、妇科及中医生殖领域的专家编写本书。本书以医患对话形式回答了与男性不育和优生优育相关的100多个临床常见问题。全书分为8章，包括男性生育力评估、男性性功能与生育、影响男性生育的相关疾病、男性备孕期的饮食与生活习惯、男性不育的药物治疗和手术治疗、辅助生殖技术、精子捐献（精子库）与生育及男性需要了解的女性生育知识。读者可以在本书中快速、准确地找到自己关心的问题，并得到医生的详细解释和建议。

本书编者均为国内知名男科、妇科及中医生殖领域的权威专家，内容翔实可靠，语言通俗易懂。希望本书能够使广大男性朋友知道如何进行生育前的准备工作、如何评估生育力、如何调整生活习惯及生育有困难时如何诊治。衷心希望本书能够帮助广大男性朋友顺利生育和优生优育，早日成就"爸"业！

感谢所有参与本书编写的人员和出版工作人员的辛勤付出！本书虽为临床一线专业医生编写，但由于医学专业的快速发展和编写时间有限，书中难免有不足或疏漏之处，恳请广大读者给予批评指正，以便再版时完善。

高　勇　邓春华

2022年5月

目 录

男
性
不
育
与
优
生
优
育

男性不育与优生优育

第1章

男性生育力评估

1 | 男性想要评估生育力，需要做哪些检查？

问题：

我和妻子准备生育，为了优生优育，想要做一些检查，请问需要做哪些检查？

回答：

男性备孕期的生育力检查主要包括外生殖器体格检查、性功能评估、精液检查、传染病检查及生殖遗传学检查等。检查目的是评估男性的生育力，对于影响生育的问题，可以早发现、早治疗，避免生育有缺陷的孩子，达到优生优育的效果。

（1）外生殖器体格检查：是指男科医生对男性的阴茎、阴囊、睾丸、附睾、输精管及精索静脉等外生殖器进行视诊和触诊。如果外生殖器体格检查发现问题，必要时男性还需要做超声等特殊检查。

（2）性功能评估：主要是问诊，男科医生通过询问男性的性欲、性生活频率、性生活时阴茎的勃起情况和射精情况进行评估。男性要如实回答医生的提问，否则易导致评估不准确。如果男性被诊断为性功能障碍，可能还要在男科医生的指导下做性激素检查等特殊检查。

（3）精液检查：是评估男性生育力最重要的检查。精液检查的常规指标包括精液量、精子浓度、精子总数、精子活力及精子形态等。此外，男性需要在男科医生的指导下对一些特殊指标进行检查，包括精液感染检查（包括精液白细胞过氧化物酶染色分析和精浆弹性硬蛋白酶检测，必要时可以做精液病原体检查）、精子顶体反应分析（反映精子的受精能力）及精子脱氧核糖核酸（deoxyribonucleic acid，DNA）碎片率检查（与胚胎停育和流产有关）等。精液检查一般要求使用自慰射出的精液，男性在做精液检查前2~7天要禁欲，不能射精。禁欲时间少于2天或多于7天都会导致精液检查的结果不能准确评估男性的生育力。

（4）传染病检查：主要包括获得性免疫缺陷综合征（艾滋病）、梅毒、肝炎、淋病、衣原体感染及支原体感染等传染病的检查。男性还需要做尿常规等检查。

（5）生殖遗传学检查：主要包括外周血染色体核型分析、Y染色体微缺失检测、输精管和精囊发育不良相关基因检测、地中海贫血基因突变检测、染色体微阵列分析、人类全外显子检测及特定遗传病致病基因检测等与生育相关的遗传学检查项目。目的是通过相关检查尽早发现生殖遗传学问题，进而采取措施避免生育有缺陷的孩子。建议男性在男科医生的指导下选择生殖遗传学检查项目。

（高　勇　邓春华　中山大学附属第一医院）

2 | 男性何时需要评估生育力？

问题：

我有一些男性朋友婚后不育，我担心自己也有相同的问题，想要知道自己的生育力，请问男性何时需要评估生育力？

回答：

成年男性如果想要评估生育力，可以随时做相关检查，因为这些检查简单易行且没有创伤。男性在生育中提供精子，精子质量不佳会严重影响孩子的健康。因此，男性进行生育力的检查和评估非常重要。以下是评估男性生育力的合适时机。

（1）婚前：目前，我国没有强制性的婚前检查，且很多地方的婚前检查十分简单，甚至没有男性生育力检查（包括精液检查等）。很多夫妻在结婚前没有做生育力检查和评估，在结婚后因为生育困难到医院就诊时才发现男方患有少精子症、弱精子症及性功能障碍等影响生育的疾病，甚至是无精子症等严重到无法生育的疾病；也有一些夫妻因为女方反复流产、胎儿畸形或胎儿出生缺陷等到医院就诊，发现是由男方患有影响生育的疾病引起的。因此，男性在婚前做生育力检查和评估十分重要，建议每对夫妻在结婚前都进行生育力检查和评估。

（2）生育前：建议男性在每次备孕期都进行生育力检查和评估。很多男性认为生育"一孩"时顺利，生育"二孩""三孩"时就没问题，这是不正确的。因为随着年龄的增长，男性的生育力会减退，精子质量有可能会变差。特别是平时经常吸烟、酗酒、熬夜的男性，年龄>40岁的男性，接触有毒化学物质、大剂量电磁辐射或在高温环境中工作的男性，患过睾丸炎、附睾炎、尿道炎等泌尿生殖系统炎症的男性，精子质量可能会变差，甚至没有精子。有些染色体核型异常的男性会使妻子妊娠后容易发生胚胎停育或流产，流产风险可高达80%以上。

（3）生育有困难时：一对夫妻同居且有性生活，未采取任何避孕措施，尝试自然妊娠1年以上仍未妊娠，称为不孕不育。不孕不育夫妻到医院就诊时，一定要进行男性生育力检查和评估。由于男性的生育力检查简单易行且没有创伤，故一对夫妻不一定要尝试自然妊娠1年以上才去检查，尝试几个月没有自然妊娠就可以做男性生育力检查和评估了。

（高　勇　中山大学附属第一医院）

3 | 男性在结婚前需要做哪些检查？

问题：

我快要结婚了，听说夫妻结婚前需要做相关检查，请问男性需要做哪些检查？

回答：

虽然目前我国的《婚姻法》已经取消了强制性婚前检查，但婚前检查还是有必要做的，且相关部门也提供部分免费的婚前检查。那么婚前检查的内容包括哪些？

（1）优生健康教育：指导夫妻建立健康的生活方式，提高风险防范意识，主动规避风险因素。

（2）病史询问：包括生育史、疾病史、家族史、用药情况、生活习惯、饮食营养及环境危险因素等，以评估既往或隐性高危因素，早发现、早干预。

（3）体格检查：包括常规检查和生殖系统检查。前者主要评估躯体的健康状况，及早发现器质性疾病并及早诊治；后者主要评估生殖系统的发育情况，及早发现器质性疾病并及早诊治。

（4）实验室检查：内容较多，具体如下。

1）精液常规：主要检查精子数量、形态及活力等，及早发现精液异常。

2）血常规：主要筛查地中海贫血及血液系统其他疾病（如重度贫血、白血病及血小板减少等）。

3）血型（包括 ABO、Rh 血型）分析：血型不符可致胎儿溶血，严重时可导致流产、死胎、死产及新生儿黄疸等。

4）血液乙型肝炎病毒及肝功能检查：评估是否感染乙型肝炎病毒及肝脏的损伤情况。

5）血液梅毒及获得性免疫缺陷综合征筛查：筛查是否患有梅毒及获得性免疫缺陷综合征。

6）血液葡萄糖-6-磷酸脱氢酶（G6PD）缺乏症筛查：筛查是否患有 G6PD 缺乏症。

7）尿常规：可以筛查泌尿系统疾病，如泌尿系统感染及代谢性疾病。

（5）影像学检查：一般做胸部 X 线片，主要评估肺部情况、筛查肺结核等传染病。

（6）严重的精神障碍：如严重的躁狂症、精神分裂症等，这些疾病可能会对他人的生命安全和身体健康造成威胁，患者的心理问题也会引起许多不良后果。此类疾病需要精神科医生的诊断和评估，应及早治疗。

（7）生殖系统的畸形改变：其可能会直接影响夫妻婚后的性生活和生育，其中一些疾病需要男科医生给予体格检查，甚至需要给予影像学检查才能确诊。

（8）某些先天性遗传病：如白化病、原发性癫痫、软骨发育不良、强直性肌营养不良及遗传性视网膜色素变性等，需要专业检测（如染色体检查及基因检测等）才能进一步明确诊断。

综上所述，详细且专业的婚前检查可以提前发现问题，及时进行诊断和评估，以尽早干预，有利于夫妻双方及孩子的健康，并对夫妻婚后的生活及优生优育提供精准的科学指导。

（莫穗林　中山大学附属第一医院）

4 精子是如何产生的？

问题：

我和妻子准备生育，医生建议我改善生活习惯并提前禁欲 3 个月，以提高精子质量，请问精子是如何产生的？

回答：

男性的精子是在阴囊中的 2 个睾丸内产生的，确切地说，是在睾丸内很多盘旋在一起的精曲小管中产生的。每侧睾丸内有 400~600 条精曲小管，其总长度可达 250 米，精子就在这些精曲小管内源源不断地产生。精子的产生非常复杂，是精密的细胞分化过程，整个过程还受下丘脑和垂体分泌的激素影响，以及睾丸局部自分泌、旁分泌的调控。

精子像个"小蝌蚪"，它是男性成熟的生殖细胞，但精子是由圆形的精原干细胞开始形成的。精原细胞经多次有丝分裂，体积变大，成为初级精母细胞；初级精母细胞经过减数分裂，成为2个次级精母细胞；每个次级精母细胞再分裂，成为2个精子细胞；最后，精子细胞经过发育、变形，成为成熟的精子。在上述细胞分裂的同时，精子细胞逐渐移动并接近精曲小管管腔。此时，精子在睾丸内的发育过程就完成了。

精子成熟后脱落到精曲小管腔内，随后沿着精曲小管进入附睾，在附睾头停留约2周才能发育为最终具有运动和受精能力的成熟精子，故附睾是精子成熟的场所。从精原细胞到成熟的精子（一个生精周期）约需要64天，再加上精子在附睾内停留约2周，故从一个精原细胞发育成为具有运动和受精能力的成熟精子约需要80天。成熟的精子一小部分贮存在附睾内，大部分移行到输精管及其壶腹内贮存，它们在这里等待，直到射精时被排出，去完成最终使命——受精。

（陈　鑫　河南省人民医院）

5 精子是如何与卵子结合的？

问题：

我听说很多不孕不育夫妻的问题并不是出于女方，而是出于男方的精子数量太少或活力太差，导致卵子无法正常受精，请问精子是如何与卵子结合的？

回答：

女性如果想要成功受孕，就需要精子和卵子的结合。精子在与卵子结合前需要穿过阴道、子宫颈及子宫，最终进入输卵管。精子的体积很小，形态似"小蝌蚪"。男性在女性体内射精后，"小蝌蚪"们争先恐后地向前冲，在这个漫长的过程中，有的"小蝌蚪"因为质量不佳而被阴道内的酸性环境破坏，有的"小蝌蚪"因为活力不佳而不能到达输卵管，最终只有约 200 个"小蝌蚪"能到达输卵管并遇到卵子。在这个过程中，速度最快的"小蝌蚪"在 45 分钟内就能与卵子相遇，而速度最慢的"小蝌蚪"也许要 12 小时以上才能与卵子相遇。通常只有一个"最幸运"的"小蝌蚪"能穿过透明带进入卵子内，到达卵子的细胞核。当进入卵子内的"小蝌蚪"的头部接触到卵子的细胞核时，卵子会立即释放出一种化学物质将自己包围起来，阻止其他"小蝌蚪"进入。

精子和卵子相遇并结合后，"小蝌蚪"的尾巴就消失了，而头部膨大起来，它们形成了一个含有46条染色体的受精卵，在这46条染色体中，父母的基因各占50%。成为受精卵也不意味着成功受孕，如果女方存在输卵管堵塞或粘连，对受精卵的着床会造成很大影响，有可能会导致女方出现异位妊娠（宫外孕）。如果受精卵能顺利通过输卵管到达子宫且成功着床，那么几个小时后受精卵就开始分裂，新的生命由此绽放。

（陈　鑫　河南省人民医院）

6 ┊ 精液检查有哪些注意事项？

问题：

由于多年未能生育，妻子要求我做精液检查，请问精液检查有哪些注意事项？我能在家里或宾馆里取好精液再送到医院吗？

回答：

精液检查是男性不育最基本和最常规的检查项目。精液检查有一些注意事项，男性在取精液前必须按照这些注意事项采集样本，才能准确反映自身的精子质量和生育力。

（1）男性如果能正常射精，一般建议自慰取精。行精液检查前，男性必须禁欲 2~7 天，禁欲时间少于 2 天或超过 7 天都不适合做精液检查。

（2）取精前，男性要先去实验室拿专门的验精杯，射出的精液必须收集到验精杯内。需要注意的是，既不能污染精液，也不能遗漏任何精液，尤其是前段精液。

（3）男性最好在医院内取精，因为精液取出后应立即送检。但有很多男性在医院里很紧张，取不出精液，就只能在院外取了。若男性在院外取精，那么取出精液后最好在 30 分钟内送到实验室，最长不超过 1 小时。若气温较低，精液送去医院时要注意保温，男性可以把存放精液的试管攥在手里或放在贴身衣物内。

（4）有些男性无法通过自慰取精，而是通过性生活取精，把避孕套内的所有精液都倒入验精杯内，这是一种错误的做法，因为避孕套的材质及某些化学物质（如润滑剂等）具有杀精作用，可能会影响精液检查的结果。即使将避孕套反复清洗多次，仍有可能影响精液检查的结果。如果男性通过性生活取精，那么收集精液应使用特制的避孕套，不可以使用普通的避孕套。

有些男性不会自慰，可以采用性生活中断法取精。男性在性生活即将射精时将精液射入提前准备好的取精杯中，用体外射精的方法收集精液。采用这种方法取精要注意不能遗漏任何精液。性生活中断法取精容易将最先射出的前段精液丢失，而这部分精液往往精子浓度最高，这样会导致精液检查的结果不准确。

当然，男性的精液质量本身会有一定程度的波动。一次检查结果异常，并不一定能反映男性精液的真实状况。有些情况下，男性需要反复多次地做精液检查，才能明确精液的真实情况。

（高　勇　中山大学附属第一医院）

7 | 如何看懂精液化验单？

问题：

我的精液化验单出来了，请问各项指标的结果应该怎么看？

回答：

按照《世界卫生组织人类精液检验与处理实验手册》（第5版）的检查标准，一般的精液常规化验单主要包括以下指标。

（1）精液体积（精液量）：精液体积的正常值应≥1.5 ml。精液量每次少于1.5 ml称为精液量过少，会造成每次射出的精子总数偏少，受孕率下降，导致不育。

（2）精子浓度：精子浓度的正常值应≥15×10^6/ml。

（3）精子总数：一次射精的精子总数的正常值应≥39×10^6。

精液体积乘以精子浓度就是精子总数。精子总数是精液化验单上最重要的指标。虽然形成 1 个受精卵只需要 1 个精子，但精子在从阴道游到输卵管进行受精的过程中会发生大量损失，且卵子自然受孕需要大量的精子进行自由竞争才可以完成。

（4）精子活力：主要是指前向运动精子百分比（PR），PR 的正常值应≥32%。精子活力也是很重要的指标，精子在从阴道游到输卵管进行受精的过程中，需要较好的活力才可以完成。PR≥32% 只是最低要求，通常 PR≥50% 时才会有比较高的自然受孕率。

（5）精子形态：即通过染色法观察精子的形态是否正常，大头精子、小头精子、多头精子、短尾精子、无尾精子及多尾精子等都属于畸形精子。精子正常形态百分率应≥4%。当精子正常形态百分率＜4% 时，就可诊断为畸形精子症。畸形精子的运动能力和受精能力一般比较差，难以使卵子受精。

（6）精液液化时间：正常的精液在射出后为胶冻状或凝块，5~30 分钟之后逐渐转变为液化状态，这一现象被称为精液液化。如果这一过程大于 1 小时，称为精液液化不良或精液不液化。精液不液化会使精子游动困难，阻碍其在女性生殖道中的运动和受精，导致不育。

（高　勇　中山大学附属第一医院）

8 | 平时身体健康，为什么精液检查却显示精子质量差？

问题：

我今年33岁，性生活正常，婚后和妻子未避孕1年多了，未成功妊娠，到医院检查，妻子未见明显异常，而我连续2次精液检查结果显示精子浓度很低、精子活力很差，但我平时身体健康，也定期做运动，请问为什么会出现精子质量差？

回答：

精子质量差是导致生育困难和不育的重要原因。精子质量的好坏与身体整体的健康程度和性功能没有直接关系。性功能正常的健康男性也可能会出现精子质量差的情况。引起精子质量差的原因有很多，常见原因是不良的生活习惯，如熬夜、吸烟及酗酒等。有研究表明，吸烟既损害身体健康，也损害精子质量，从而影响生育。普通香烟和电子烟中的尼古丁会损害睾丸的生精功能，造成精子数量减少、精子活力下降，也会增加畸形精子的比例。

除了不良的生活习惯，其他导致精子质量变差的原因包括先天性睾丸生精功能低下或障碍、生殖系统炎症、精索静脉曲张、内分泌异常、染色体异常或基因突变等遗传学因素等。

对于精子浓度低的情况，建议男性进一步做性激素（了解内分泌情况）、阴囊彩色多普勒超声（了解睾丸大小和精索静脉的情况）及外周血染色体和 Y 染色体微缺失（遗传学评估）等检查。

（梁中锟　中山大学孙逸仙纪念医院）

9 | 精子数量少该怎么办?

问题：

我的精液检查结果显示精子数量少，请问这是什么原因引起的？应该怎样治疗？

回答：

正常的精子浓度应 $\geq 15 \times 10^6/ml$，一次射精的精子总数应 $\geq 39 \times 10^6$。若低于上述标准，就属于少精子症。如果首次精液检查结果异常，男性应在 2~7 天之后再次留取精液样本做检查。

精子数量减少的主要原因是睾丸生精功能下降或输精管梗阻。先天性个体差异、染色体和基因异常、年龄增长、内分泌异常、精索静脉曲张，吸烟、酗酒、熬夜、常蒸桑拿等不良的生活习惯，长期处于高温和高辐射环境等后天因素，均会引起睾丸生精功能下降，导致精子数量减少。尿道炎、前列腺炎、精囊炎及附睾炎等泌尿生殖道感染也会引起输精管梗阻，导致精子数量减少。

男性发现精子数量减少时，针对病因的治疗，效果是最好的。因此，男性应先进行相关检查，看能否找出病因。例如，检查是否患有精索静脉曲张，若确诊，则进行手术治疗；若确诊生殖道炎症，则使用抗生素治疗。

很多精子数量减少的患者是找不到明确病因的，被称为特发性少精子症，治疗主要以经验性治疗为主。男科医生通常会给予改善睾丸生精功能的药物，如抗雌激素类药物（如氯米芬、他莫昔芬等）、促性腺激素［如人绒毛膜促性腺激素（human chorionic gonadotropin，HCG）和人类绝经期促性腺激素（human menopausal gonadotropin，HMG）等］及中药或中成药等，通过调节患者的内分泌来促使睾丸产生更多精子。维生素 E、左旋肉碱等药物也有利于提高精子的数量和质量。对于经验性治疗，可能有的患者效果好，有的患者效果差，有的患者甚至无明显效果。

在接受药物治疗的同时，患者也可以多食用一些有助于精子产生的食物，如牛奶、鸡蛋、牡蛎及苹果等。

此外，夫妻双方也要把握好受孕的时机。在女方排卵日过性生活，自然妊娠的概率会比较大，这对于精子数量少的男性来说尤为重要。

（高　勇　中山大学附属第一医院）

10 | 为何精液检查结果显示精子时有时无？

问题：

我连续做了 3 次精液检查，前 2 次未发现精子，第 3 次终于发现少量精子，医生说我不是无精子症，而是隐匿精子症，请问为什么会出现这种情况？

回答：

无精子症是指 3 次或 3 次以上精液离心后显微镜检查均未发现精子。而隐匿精子症是指在新鲜精液制备的玻片中没有发现精子，但将精液离心后，可以在离心沉淀中观察到精子。隐匿精子症属于极重度的少精子症，精液中有时可以找到精子，有时找不到精子，是介于无精子症和少精子症之间的一种情况。

对于隐匿精子症，精液常规检查［如精液涂片计数或计算机辅助精子分析（computer-assisted sperm analysis，CASA）］很难发现精子，需要进行多次严格的精液离心才能发现精子。隐匿精子症经常被误诊为无精子症，这与一部分医院的检验科尚未开展严格的精液离心寻找精子有一定关系。

隐匿精子症类似于非梗阻性无精子症，是睾丸生精功能不良的表现。睾丸是产生精子的"工厂"，睾丸的产生能力不足时，产出的精子数量极少，有时可以运出"工厂"（精液离心沉淀中有精子），有时还没有运出"工厂"就老化死亡了（精液中找不到精子）。

染色体核型异常或基因缺失（精曲小管发育不全、Y染色体微缺失）、内分泌异常（低促性腺激素性性腺功能减退症、卡尔曼综合征）、睾丸下降不良（隐睾症）、生殖系统炎症（睾丸炎、附睾炎、精囊炎）、重度精索静脉曲张、肿瘤的放化疗、服用抑制生精功能的药物、不良的生活习惯（长期熬夜、吸烟、酗酒）及有害的工作环境（高温、高辐射、接触有毒的化学物质）等，均有可能造成隐匿精子症。一部分无精子症患者在治疗后可转变为隐匿精子症。

对于隐匿精子症患者，首先要进行多次严格的精液离心寻找精子。一般不建议做睾丸活检或附睾穿刺等有创伤性的操作，以免引起睾丸生精功能下降或输精管梗阻。然后，进行促生精药物治疗和针对病因的治疗，并戒除不良的生活习惯和脱离有害的工作环境。但只有极少数患者在治疗后可以转变为少精子症或精子数量恢复正常，可以自然妊娠或做人工授精。绝大部分隐匿精子症患者需要借助试管婴儿才能有机会生育后代。

（高　勇　中山大学附属第一医院）

11 | 精子活力低该怎么办？

问题：

我的精液检查结果显示精子活力低，请问会影响生育吗？该怎样治疗？

回答：

精子活力低（弱精子症）是指精子活动力减弱，PR<32%。这意味着中段精子大部分是"老弱病残"，没有"战斗力"。男性如果想要了解自己的生育力，最简单的方法就是做精液检查。一般来说，如果男性第 1 次精液检查结果正常，说明生育力正常，通常无须进行第 2 次检查；但男性如果第 1 次精液检查结果异常，可以间隔一段时间（如 1 周）进行第 2 次精液检查。如果 2 次精液检查结果均显示 PR<32%，就可以认定为弱精子症。

有人可能会问，真正令女方受孕的精子通常只有一个，精液中精子那么多，即便大部分精子"战斗力"不强，可只要有好的精子，就应该可以成功受孕？其实，在战斗中，最后将胜利的旗帜插上高地的可能只有一位战士，但这位战士在冲锋的道路上需要其他战士前赴后继地开辟道路并为之献身，最后插上胜利旗帜的"战士"就是令女方受孕的优秀精子，之前献身的"战士"就是其他成千上万的精子。如果没有这些开辟道路的精子，单凭几个优秀的精子，几乎没有成功受孕的机会。

精子活力是有级别的。如果将具有 PR 级活力的精子比作"特种兵"，那么一支部队的特种兵越多，战斗力就越强，而活力差的精子就是"老弱病残的士兵"，它们怎么能去开辟胜利的道路呢？因此，单靠几个优秀的精子（特种兵），可能在冲锋的路上就倒下了，到达不了胜利的高地（与卵子结合）。虽然患有弱精子症的男性也有可能使女方受孕，但其成功率会大幅度下降。

弱精子症是造成男性不育常见的原因之一。大部分弱精子症患者在男科医生的指导下通过药物治疗并配合生活习惯调整，是可以改善精子活力并使女性配偶自然妊娠的。有些药物治疗效果不理想的弱精子症患者，还可以通过人工授精或试管婴儿生育后代。

（高　勇　中山大学附属第一医院）

12 | 精子畸形率高能生育吗？胎儿会出现畸形吗？

问题：

我的精液检查结果显示精子畸形率高，请问这种情况能生育吗？胎儿会出现畸形吗？

回答：

　　在正常情况下，精子外形呈"蝌蚪状"，包括头颈部和尾部。精子若发育异常，在显微镜下就显示畸形，如头部太小、尾部过短或卷曲等。如果通过严格的精子形态学染色分析发现精子的正常形态率<4%，则为畸形精子症。

　　正常男性射出的精液中大部分精子都是畸形的，只有少部分精子的形态是正常的。但如果精子畸形率高，会影响精子整体的"战斗力"，从而影响精子的受精能力，就会造成男性生育力低下，难以使女方受孕。

　　畸形精子症的病因包括生殖腺体感染和炎症（如附睾炎、睾丸炎、前列腺炎或精囊炎等）、精索静脉曲张、内分泌异常及染色体异常等。不良的生活习惯和有害的工作环境，包括吸烟、酗酒、熬夜、工作压力大及高温或高辐射的工作环境等，均有可能造成畸形精子症。熬夜和吸烟是造成畸形精子症最常见的原因。

　　目前，医学已经可以使大部分畸形精子症患者成功生育了。中西医结合药物治疗配合调整生活习惯，可以使一部分患者的精子畸形率降低，成功自然生育。西医常使用抗感染药物、抗氧化药物、抗雌激素类药物及微量元素等治疗畸形精子症。中医学认为，肾虚、湿热或伴有瘀滞是引起畸形精子过多的病理基础，可以使用中药或中成药进行辨证论治。但临床上还是有一部分畸形精子症患者很难通过上述治疗降低精子畸形率并自然生育，需要通过辅助生殖技术获得后代。轻中度畸形精子症患者可以通过人工授精和第一代试管婴儿［体外受精胚胎移植术（in vitro fertilization and embryo transfer，IVF-ET）］获得后代，重度和极重度畸形精子症患者则需要采用第二代试管婴儿［卵细胞质内单精子注射（intracytoplasmic sperm injection，ICSI）］获得后代。畸形精子症的严重程度不影响第二代试管婴儿的成功率。只要精子内部质量是好的，有些极重度畸形精子症（精子畸形率甚至高达 100%）患者通过第二代试管婴儿也可以获得比较高的生育率。精子畸形率高只会导致精子受精能力差，与胎儿是否会发生畸形没有直接关系。

（高　勇　中山大学附属第一医院）

13 精液检查发现没有精子，还能生育吗？

问题：

我的精液检查结果显示没有精子，请问还能生育吗？

回答：

无精子症是指 3 次或 3 次以上精液离心后显微镜检查均未发现精子。尽管无精子症是男性不育中最严重的情况，但很多无精子症患者通过治疗还是可以生育后代的。无精子症分为非梗阻性无精子症和梗阻性无精子症 2 类。前者是睾丸几乎没有产生精子的能力，存在生精功能障碍；后者是睾丸可以产生精子，但输精管梗阻，精液无法射出体外。不同类型无精子症的治疗方法不同。无精子症患者要先通过检查进行精确的分类诊断，然后再决定治疗方案。判断无精子症类型的流程如下。

（1）询问病史，了解患者有无青春期后伴睾丸炎的腮腺炎、疝气等手术史及家族遗传病史等。

（2）进行 2~3 次精液检查，确认是否确实无精子。

（3）通过性激素检查推测睾丸功能，同时进行睾丸、附睾、输精管、前列腺及精囊的超声检查，了解梗阻可能发生的部位。

（4）进行精浆生化检查。精浆主要由附属性腺（附睾、前列腺、精囊腺、尿道球腺）的分泌物组成，故精浆生化检查对于评估附属性腺的功能及附属性腺是否存在梗阻有重要意义。染色体核型分析和 Y 染色体微缺失可显示基因缺陷情况。

（5）行睾丸穿刺活检手术，可判断睾丸中有没有精子。因为其对睾丸有损伤，故一般放在最后做。

通过上述检查，医生可以找到病因并进行无精子症的精确分类诊断。

大部分梗阻性无精子症患者可以通过试管婴儿生育后代，即先通过睾丸取精手术获得精子，再进行 ICSI 和 ET。一小部分梗阻性无精子症患者可行手术复通输精管，使精液中重新出现精子。

少部分非梗阻性无精子症患者可以通过药物治疗或睾丸取精手术获取精子后做试管婴儿生育后代。如果上述方法没有找到精子，这部分患者可以申请使用精子库的精子做人工授精。

（高　勇　中山大学附属第一医院）

14 精子 DNA 碎片率高该怎么办？

问题：

由于妻子多次发生胚胎停育、流产，医生让我做精液检查，发现精子 DNA 碎片率非常高，请问这是什么原因引起的？该如何治疗？

回答：

DNA 位于精子的细胞核内，是遗传信息的载体，位置类似于鸡蛋的蛋黄。精子 DNA 碎片率高，就像鸡蛋的蛋黄散掉一样，表面看上去正常，但内部质量出了问题，可能会导致胚胎质量差，女方容易流产。可见，流产不仅是女方自身的问题，男方精子质量差也会导致女方流产。

精子 DNA 碎片率检测对于不育患者非常重要。传统的精液常规检查不能直接反映精子的受精能力和对胚胎发育的影响。即使精液的其他指标正常，也不代表精子 DNA 碎片率正常。有很多精液常规检查结果正常的患者，以前被诊断为不明原因不育，之后发现其精子 DNA 碎片率高，进行针对性治疗后获得了生育机会。

因此，对于妻子有自然流产史的患者、不明原因不育患者及准备做试管婴儿的患者，均建议检测精子 DNA 碎片率。备孕期想进行优生优育检查的男性也可以检测精子 DNA 碎片率，以便及早发现问题和及早治疗。目前，我国多家大型生殖中心都已增加了精子 DNA 碎片率的检测项目。

导致精子 DNA 碎片率增高的有害因素包括不良的生活习惯（如吸烟、酗酒及熬夜等）、长期暴露于有害的环境（如空气污染、高温、有毒的化学物质及高辐射等）中及生殖腺体感染和炎症（如附睾炎、睾丸炎、前列腺炎或精囊炎等）、精液中白细胞增多、精索静脉曲张等疾病。

因此，患者首先应该改正不良的生活习惯、调节工作压力、提高睡眠质量，避免长期暴露于有害的环境中，然后在男科医生的指导下治疗相关疾病。例如，使用抗生素治疗生殖腺体感染和炎症，手术治疗精索静脉曲张。此外，中药等药物和维生素 E、维生素 C 等微量元素补充治疗也有助于降低精子 DNA 碎片率。

（高　勇　中山大学附属第一医院）

15 | 精液液化不良会影响生育吗?

问题:

我的精液检查结果显示精液液化时间长(液化不良),请问这是什么原因引起的?会影响生育吗?

回答:

精液刚排出时呈稠厚的胶冻状,有利于精液在女性阴道中停留,5~10分钟精液开始液化,20~60分钟可完全液化而呈液态,精子运动随之活跃。若精液超过60分钟不能完全液化,则称为精液液化不良。精液液化不良使精子活动受限,减缓或抑制精子进入子宫腔受精而引起不育。

精液的凝固和液化是人类特有的一种现象。在正常情况下,排出体外的精液会出现先凝固再液化2个过程变化。精囊炎、前列腺炎及生殖道其他急慢性炎症可能会导致精液液化不良;年龄增长、精索静脉曲张等生理和病理情况下,也可能会导致精液液化不良。

对于精液常规检查发现精液液化不良的不育患者,应进一步做相关检查以明确精液液化不良的病因,如精液感染检查、阴囊彩色多普勒超声检查等。针对病因的治疗会取得较好的疗效。中药治疗精液液化不良也有较好的疗效。精液液化不良的患者也应注意适当进行体育锻炼、少坐多活动、忌食辛辣刺激或油腻的食物。

（高　勇　中山大学附属第一医院）

16 | 精子顶体酶活性偏低会影响生育吗？

问题：

我的精液检查结果显示精子顶体酶活性偏低，请问这是怎么回事？会影响生育吗？

回答：

精子顶体酶活性与精卵结合密切相关。

精子头部主要由两部分组成，即精子细胞核和顶体。精子顶体酶是位于精子头部顶体内的一种酶。只有精子活力强且顶体酶活性高，其才有可能溶解卵子的外层结构并穿过透明带最终将细胞核送入卵子内，精子和卵子才能形成受精卵，新生命由此诞生。

目前，精液检查中与精子顶体相关的项目为精子顶体酶活性检测。精子顶体内富含多糖及各种水解酶，其中精子顶体酶最重要。精子顶体酶是受精过程中一种重要的蛋白水解酶，与精卵结合关系密切。哺乳动物的精子在受精过程中除了头部发生形态变化外，还包含精子顶体酶的激活和释放。顶体反应开始后，顶体酶原被激活成顶体酶并被释放出来，溶解卵子的外层结构，精子进而穿过卵子的透明带，最终完成受精过程。精子顶体酶活性低下会影响精子溶解卵子外层结构及穿透卵子透明带的能力。因此，精子顶体酶活性是评估男性生育力、精子受精能力和精子功能很有价值的一项指标。

精子顶体酶活性偏低的治疗主要包括生活调理和药物治疗。

（1）生活调理：不熬夜（23：00前睡觉），不吸烟，不饮酒，多喝水，不憋尿，坚持适量运动，少食用辛辣、油腻、海鲜类食物，适当多食用瘦肉、蛋类、蔬菜、水果、坚果类食物，避免久蹲、久坐，穿衣宽松，避免长期处于高温、高辐射、空气污染的环境及接触有毒的化学物质等，保持情绪舒畅。

（2）药物治疗：建议采用中西医结合治疗。可从中医角度辨证用药，如清热利湿、健脾补肾等，同时配合抗氧化药物（如维生素E、左卡尼汀、锌硒片等），一般能获得较好的疗效。

少数不育患者在药物治疗后仍存在精子顶体酶活性偏低，很难自然受孕，此时可以通过辅助生殖技术帮助精子和卵子结合，进而生育后代。

（赵鲁刚　刘贵华　张　靖　中山大学附属第六医院）

17 | 抗精子抗体检查有什么意义？

问题：

我和妻子结婚多年，妻子一直未自然妊娠，医生要求妻子做抗精子抗体检查，请问做这个检查的意义是什么？

回答：

抗精子抗体是由男性的精子或精浆接触到女性血液或自身血液后，由于血液与精液间的异质性而刺激身体的免疫系统，引发特异性免疫反应而产生的包被精子的特异性抗体。影响生育的抗精子抗体是男性精液或女性生殖道黏液中的抗精子抗体。这些抗精子抗体不仅会影响精子运动、阻碍精卵结合，还可能会损害精子或影响早期胚胎的发育，引起流产。一般认为，血液中的抗精子抗体对于生育没有影响。

目前，引起抗精子抗体的确切原因尚未完全阐明，业内认为生殖系统炎症是引起抗精子抗体的主要原因之一。曾患有子宫内膜炎、阴道炎及输卵管炎等生殖系统炎症的女性，抗精子抗体阳性率显著偏高。输精管炎症或输精管阻塞会致使血睾屏障被破坏而发生精子溢出，是男性自身产生抗精子抗体的主要原因。此外，月经期、产后恶露未净、生殖器官异常出血时性生活也容易导致抗精子抗体的产生。有学者对比了有多位性伴侣女性和未婚女性体液中抗精子抗体的存在情况，结果发现，前者抗精子抗体的阳性率为73%，而后者仅为20%。因此认为，不洁的性生活或过度的性生活都可能是产生抗精子抗体的原因。

目前认为，抗精子抗体是机体在多方面综合应激下产生的物质，其治疗方案尚未统一。

中医认为，抗精子抗体是由精液蕴积、瘀血内阻、阴虚火旺导致的，故治疗上以清利湿热、活血化瘀及滋阴降火为主。

西医不仅可以通过药物治疗降低女性体内抗精子抗体的滴度，促进精卵结合，还可以对精液进行优选处理，去除抗精子抗体，挑选优质精子做人工授精或试管婴儿。

在日常生活中，女性注意以下几方面将有助于避免抗精子抗体的产生：①注意卫生，避免生殖道炎症。目前认为，生殖道炎症是抗精子抗体产生的主要原因之一，故注意个人卫生、避免生殖道炎症是预防抗精子抗体产生最有效的手段。②避免不洁的性生活。有研究表明，月经期、产后恶露未净、生殖器官异常出血时性生活都会直接诱发抗精子抗体的产生。因此，避免不洁的性生活可有效预防抗精子抗体的产生。③保持安全、单一的性生活。性伴侣过多或性生活过频也会导致抗精子抗体产生，故单一、安全的性生活是避免抗精子抗体产生的有效办法。

（刘　晃　张欣宗　广东省生殖医院）

18 | 精液中带血该怎么办？

问题：

我今年 25 岁，平时身体健康，最近 2 次射精时发现精液中带血，呈鲜红色，请问这是怎么回事？能治愈吗？会影响生育吗？

回答：

这种情况称为血精。各年龄段的男性均可发生血精，多见于性活跃期。由于精囊内壁黏膜有丰富的微小血管层，故极易损伤出血。男性在性高潮射精时，平滑肌猛烈收缩，小血管破裂出血就会导致血精。血精多与精囊机械性损伤和微生物感染有关。精囊炎可使精囊黏膜脆性增加，性生活过频、长时间不排精、多食辛辣刺激的食物及酗酒等诱因致使精囊充盈肿胀和黏膜充血，射精时精囊内壁黏膜的小血管就容易破裂出血，进而导致血精。

男性初发血精多可自愈或使用敏感抗生素治愈，对生育基本没有影响。男性平时少食辛辣刺激的食物和酗酒，适度规律性生活，避免长时间不射精或不洁性接触，均可有效预防血精的发生。血精的治疗主要为口服敏感抗生素（如氟喹诺酮类、大环内酯类等抗生素），辅以止血药物或中药治疗。局部治疗包括热水坐浴、理疗等，以改善局部组织的血液循环，促进炎性物质的吸收和排出。但有部分患者治疗效果不佳，久治不愈。这种久治不愈的血精也称顽固性血精，多见于青壮年男性，主要由慢性精囊炎、继发性精囊结石形成或射精管不完全梗阻所致精道反复感染引起，少见由前列腺肿瘤、精囊结核及医源性因素（如超声引导下经直肠前列腺穿刺活检术）等引起。因此，对于40岁以上的中老年顽固性血精患者，特别是有前列腺癌家族史者，应常规检测前列腺特异性抗原（prostate specific antigen，PSA）或盆腔磁共振成像（magnetic resonance imaging，MRI），以排除前列腺肿瘤引起血精的可能。除此之外，良性前列腺增生、睾丸肿瘤及一些全身性疾病（如出血性疾病、肝功能异常及严重高血压等）也可引起血精。

血精绝大多数为良性，但有部分顽固性血精患者可能因惧怕排出血精而回避性生活，病程长者可出现性功能障碍；少数患者可能会担心长期排出血精对健康有影响，从而出现焦虑症状。慢性精囊炎及积血还会影响精子活力而导致不育。

对于这种持续存在或反复发作的顽固性血精，药物治疗往往难以奏效，而外科干预（精囊镜）是较好的选择。精囊镜可在直视下明确血精的来源和病因，同时还可清除精囊积血或结石。精囊镜检时，镜体可对射精管狭窄/梗阻处进行扩张，去除射精管不完全梗阻引起的精道反复感染，从而达到治愈顽固性血精的目的。

（肖恒军　中山大学附属第三医院）

男性不育与优生优育

19 妻子经常流产，我需要做检查吗？

问题：

我妻子妊娠 2 次均发生自然流产，请问与我有关系吗？我需要做检查吗？

回答：

女性妊娠后如果发生胚胎停育、自然流产或胎儿畸形等不良孕产情况，不仅与自身有关，与男性配偶也有关。因此，男方也要做一些检查，主要包括精液检查、传染病检查及生殖遗传学检查。

（1）精液检查：包括精液体积、精子浓度、精子总数、精子活力、精子形态学分析、精液感染及精子 DNA 碎片率等检查。其中，精子 DNA 碎片率与女性流产等不良孕产情况关系最大。精子 DNA 的完整性与精子功能有显著相关性，可以影响受精卵的分裂和胚胎的发育。DNA 位于精子的细胞核内，是遗传信息的载体，位置类似于鸡蛋的蛋黄。精子 DNA 碎片率过高时，精子质量变差，容易导致胚胎发育不良和流产。不良的生活习惯（如吸烟、酗酒及熬夜等）、长期暴露于有害的环境（如空气污染、高温、有毒的化学物质及高辐射等）中及生殖腺体感染和炎症（如附睾炎、睾丸炎、前列腺炎或精囊炎等）、精液中白细胞增多、精索静脉曲张等疾病，均是导致精子 DNA 碎片率增高的有害因素。要想降低精子 DNA 碎片率和改善精子质量，男性首先应改正不良的生活习惯、调节工作压力、提高睡眠质量，避免长期暴露于有害的环境中，然后在男科医生的指导下治疗相关疾病。例如，使用抗生素治疗生殖腺体感染和炎症，手术治疗精索静脉曲张。此外，中药等药物和维生素 E、维生素 C 等微量元素补充治疗也有助于降低精子 DNA 碎片率。

（2）传染病检查：主要包括获得性免疫缺陷综合征、梅毒、肝炎、淋病、衣原体感染及支原体感染等。此外，男性还要做尿常规检查。如果男性患有上述传染病，不仅会影响精子质量，还可能会传染给女性伴侣，引起流产。

（3）生殖遗传学检查：主要包括外周血染色体核型分析、地中海贫血基因突变检测、染色体微阵列检测、人类全外显子检测及特定遗传病致病基因检测等与生育相关的遗传学检查项目。染色体核型异常是导致胚胎停育和流产的常见原因，故外周血染色体核型分析是必查项目。对于一些特殊的染色体核型异常，患者还要进一步行染色体微阵列检测等检查。

综上所述，流产不仅是女方的问题，男方有问题也会导致女方流产。

（高　勇　中山大学附属第一医院）

20 精液中白细胞计数增高该怎么办?

问题:

我的精液检查结果显示精液中白细胞计数增高,请问这是怎么回事?该怎样治疗?

回答:

临床上很多患者在精液检查时发现精液中白细胞计数增高。

首先,应确认精液中白细胞的含量。精液中除了精子,还存在白细胞、巨噬细胞、单核细胞、上皮细胞、精子细胞、精母细胞及各级生精细胞等圆形细胞。这些圆形细胞的形状与白细胞类似,经验不足的实验员容易误判白细胞的含量。因此,当发现精液中圆形细胞数量偏多时,可以通过精液白细胞过氧化物酶染色来确定白细胞的含量。

目前认为,精液中白细胞计数增高通常是由生殖道炎症(如前列腺炎、睾丸炎、附睾炎、输精管炎及尿道炎等)引起的。也有研究表明,非特异性免疫性疾病也可以导致精液中白细胞计数增高。精液中过多的白细胞可以通过氧化应激反应损害精子,造成精子活力和质量下降,影响生育。

精液中白细胞计数增高的治疗：①对因治疗。生殖道炎症是导致男性精液中白细胞计数增高的常见原因，可以使用抗生素治疗。②对于不明原因患者，要注意排除自身免疫性疾病存在的可能。有研究表明，部分自身免疫性疾病也可以造成精液白细胞计数增高。③精液洗涤。对于育龄期有生育要求的男性，在排除上述因素后，还可以通过精液洗涤后行人工授精等辅助生殖技术生育后代。

（刘　晃　张欣宗　广东省生殖医院）

21 | 男性染色体异常会影响生育吗？

问题：

请问男性染色体异常会影响生育吗？

回答：

男性染色体核型异常通常会影响生育，主要包括以下情况。

（1）性染色体数目异常

1）X 染色体数目增加：最常见的核型为 47, XXY，称为克氏综合征（先天性睾丸发育不全）。患者身材高大，胡须和阴毛较少，睾丸和阴茎较小。大多数患者表现为无精子症，少数患者的精液中可见极少量精子。克氏综合征患者不能自然生育，部分患者可以通过显微镜下睾丸取精术获取精子，再借助试管婴儿生育后代。对于精液和睾丸组织中都找不到精子的患者，可以申请使用精子库中志愿者捐献的精子，使女性配偶通过人工授精解决生育问题。

2）Y染色体数目增加：最常见核型为47, XYY，称为超Y综合征。超Y综合征患者一般发育正常，但存在一定程度的生精功能障碍，通常表现为少精子症，大多数患者可自然生育或通过辅助生殖技术生育后代。

（2）染色体易位：包括染色体平衡易位和罗伯逊易位。染色体易位患者发育正常，能够使妻子自然妊娠，但流产风险增加。根据遗传规律，精子与正常卵子结合可形成正常、平衡易位、部分三体、部分单体4种类型的受精卵，后3种受精卵由于遗传物质的严重失衡，可导致反复流产、死胎或胎儿畸形。染色体易位患者可通过胚胎植入前遗传学检测（preimplantation genetic testing, PGT）挑选染色体正常的胚胎进行移植，使妻子怀上染色体核型正常的胚胎，顺利生育。

（3）染色体倒位：在多数情况下，其对于生育没有影响；在少数情况下，其可导致异常染色体核型精子，使得子代发生染色体部分缺失和部分重复，导致不孕不育、反复流产及胎儿畸形等。对于可能产生异常染色体核型精子的染色体倒位携带者，当其女性配偶出现反复流产时，在排除其他常见的流产原因后，可选择 PGT 来生育正常的后代。

（黄林环　中山大学附属第一医院）

22 | Y 染色体微缺失可以生育吗？

问题：

我被确诊为 Y 染色体微缺失，请问我还能生育吗？会遗传给孩子吗？

回答：

Y 染色体是男性特有的染色体，Y 染色体上的 *AZF* 基因对于男性的生精功能非常重要。*AZF* 基因包括 a 区、b 区及 c 区等区域，如果这些区域出现缺失，称为 Y 染色体微缺失。一般认为，Y 染色体微缺失对健康没有影响，但对生育有很大影响，可能会造成少精子症或无精子症。*AZF* 基因的 a 区或 b 区完全缺失时，患者的睾丸不能产生精子。*AZF* 基因的 c 区缺失时，患者可表现为正常精子、少精子症或无精子症，且精子数量可能会随着年龄的增长而减少。Y 染色体微缺失患者在年轻时（如 20 多岁）如果精子数量较多，是有可能自然生育的；年龄稍增长时（如 30

多岁），如果精液中精子数量太少甚至没有精子，可以使用精液中的少量精子或通过显微镜下睾丸取精术获取精子，通过试管婴儿生育后代；如果显微镜下睾丸取精术也无法获取精子，可以申请使用精子库中健康志愿者捐献的精子做人工授精。

Y染色体微缺失有可能从父亲遗传而来，也可能是自身基因突变造成的。父亲的Y染色体只会遗传给男孩，不会遗传给女孩。因此，Y染色体微缺失患者如果生育男孩，该病就会遗传。不过，由于Y染色体微缺失对整体健康没有影响，只是造成精子数量减少和生育困难，故一般不建议Y染色体微缺失患者通过试管婴儿选择孩子性别。Y染色体微缺失患者可以在年轻精子数量多时早婚早育，争取自然生育；或在年轻精子数量多时先冷冻保存精子备用，以后通过试管婴儿生育后代。

（高　勇　中山大学附属第一医院）

23 | 卡尔曼综合征患者能生育吗？

问题：

我今年21岁，从小嗅觉不灵敏，青春期发育迟缓，尤其是外生殖器比较小，被诊断为卡尔曼综合征，请问我能生育吗？如何才能生育？

回答：

卡尔曼综合征又名性幼稚-失嗅综合征，是以男性成年后性器官仍呈幼稚状态且合并嗅觉障碍为特点的一类疾病，由美国医生卡尔曼于 1944 年首次报道一个具有多例患者的家族而逐渐被人知晓，故命名为卡尔曼综合征。卡尔曼综合征为罕见病，发病率约 1/10 000。

卡尔曼综合征是一类可治疗的不育。卡尔曼综合征患者的性腺结构是完整的，其发病根源在于大脑分泌的促进性腺发育的相关激素减少，以致生殖器官不能正常发育而丧失生育力。如果给予卡尔曼综合征患者促进性腺发育的激素治疗，其性腺和性器官仍可以发育，并恢复生育力。

卡尔曼综合征患者要实现生育，促进精子生成是关键。经过促生精治疗 1 年以上，大部分卡尔曼综合征患者的精液中可以出现精子，并可实现自然生育。如果治疗后精液中精子数量太少，自然生育有困难的卡尔曼综合征患者可采用试管婴儿等辅助生殖技术生育后代。对于治疗后精液中不能检测到精子的卡尔曼综合征患者，可以通过睾丸穿刺取精术或显微镜下睾丸取精术获取精子并通过试管婴儿生育后代。

（徐　浩　华中科技大学同济医学院附属同济医院）

第 2 章

男性性功能与生育

24 | 备孕期出现勃起功能障碍该怎么办？

问题：

我和妻子正在备孕，一到妻子的排卵期，我的阴茎就勃起不坚，请问该怎么办？

回答：

性生活时阴茎勃起困难、不坚或不持久，称为勃起功能障碍，俗称"阳痿"。勃起功能障碍患者中只有一少部分患者尤其是老年患者是由全身性疾病或生殖系统器质性病变所致，大部分患者尤其是年轻患者均属于心理性勃起功能障碍或功能性勃起功能障碍。处于备孕期的男性压力较大，即使平时可以很好地完成性生活，但一到女方的排卵期，紧张、焦虑等情绪极易影响阴茎勃起，导致勃起功能障碍，也称排卵期勃起功能障碍。

当中老年男性出现勃起功能障碍时，一般建议做性功能相关检查，包括性激素水平、血糖及血脂等，来评估勃起功能障碍的病因，并做到针对病因进行治疗。对于无器质性病变的年轻男性，多以心理疏导、性健康教育及口服药物治疗为主。目前，治疗勃起功能障碍最常用的药物是5-磷酸二酯酶（phosphodiesterase 5，PDE-5）抑制剂，如西地那非、他达拉非等，其对精子质量和生育没有危害，可以在备孕期使用。大部分（80%以上）勃起功能障碍患者口服PDE-5抑制剂1小时后，在性刺激下，阴茎血管扩张，阴茎充血功能改善，进而成功勃起，但需要遵医嘱、规范合理使用，才能真正起到治疗效果。

男性出现排卵期勃起功能障碍时，可以服用西地那非等PDE-5抑制剂帮助阴茎勃起。另外，夫妻双方在备孕期要相互理解和配合，共同营造一个轻松愉悦的家庭氛围，女方的包容和理解就是对男方最大的鼓励和支持。女性在排卵前3天、排卵当天、排卵后1天进行性生活，均有较大概率受孕。备孕夫妻在每个排卵期有2次性生活即可。

（祝亚桥　广州市第一人民医院）

25 | 早泄该如何生育？

问题：

我跟妻子过性生活时经常不到 1 分钟就射精了，有时更严重，我和妻子很苦恼，还担心影响生育，请问该怎样治疗？

回答：

这种情况属于早泄。早泄的主要原因是大脑控制射精的能力差。控制射精的能力有个体差异性，每位男性控制射精的能力不同，较差者就容易早泄。早泄还与性经验过少、过度自慰、熬夜、疲劳及紧张、焦虑等情绪有关。很多男性认为早泄是由阴茎敏感性过高引起的，这是一种误解。早泄与阴茎的敏感性没有太大关系，阴茎敏感是正常的，因为阴茎的感觉对于维持阴茎勃起和性快感/性满足感很重要。

早泄主要由医生询问患者性生活的情况确诊，一般不需要做特殊检查。在男科医生的指导下，早泄患者可以进行性生活行为训练并配合药物治疗，大多数可治愈。早泄的治疗方法如下。

（1）性生活行为训练：早泄是一种射精的行为习惯，故性生活行为训练是治疗早泄必不可少的方法。早泄患者需要在男科医生的指导下进行性生活行为训练。在进行性生活时，男性可使用动停结合技术等性技巧来抑制射精冲动，提高对射精时机的控制能力。此外，女性伴侣的配合对于男性治疗早泄也很重要。因此，夫妻双方配合能更好地治疗早泄。

（2）药物治疗：是早泄的主要治疗方法，但患者必须在男科医生的指导下服用药物。选择性5-羟色胺再摄取抑制剂（selective serotonin reuptake inhibitor，SSRI）是治疗早泄的首选药物。有研究发现，5-羟色胺是一种神经递质，参与射精的控制，抑制5-羟色胺的再摄取可以延迟男性的射精冲动。盐酸达泊西汀是目前治疗早泄最常用的SSRI类药物，起效快，不良反应小。大多数早泄患者在性生活前2~3小时口服盐酸达泊西汀，并配合性生活行为训练，效果良好。

在性生活前将局部麻醉药物（如利多卡因乳膏或凝胶）涂抹于阴茎头表面，可以降低阴茎的敏感性，减弱射精冲动，有助于治疗早泄。但这样容易引起阴茎头麻木、性快感缺失，长期使用可能导致勃起功能下降。因此，局部麻醉药物只适合一部分早泄患者短期使用。

不建议早泄患者做手术。目前，国内外关于早泄的诊疗指南均不推荐通过手术治疗早泄。广告上所谓的"治疗早泄的手术"，如包皮环切术、选择性阴茎背神经切断术及脱细胞异体真皮包埋术等，目前都缺乏足够的循证医学依据，不能证明其对早泄有治疗作用，还处于试验阶段。特别是选择性阴茎背神经切断术不仅不能治疗早泄，还容易导致阴茎感觉减退、疼痛、勃起功能下降甚至丧失，风险远远大于获益。更严重的是，神经切断后难以再生，切断神经容易，但想要使切断的神经完全恢复功能几乎是不可能的。早泄患者必须认识到，阴茎敏感性高不是引起早泄的主要原因，早泄的主要原因是大脑控制射精的能力差。并且，阴茎的感觉对于男性的性功能非常重要，是主要的性快感来源，也是维持阴茎勃起的重要动力。因此，建议早泄患者不要做选择性阴茎背神经切断术。

（高　勇　中山大学附属第一医院）

26 阴茎不射精该怎么办？

问题：

我一直有自慰的习惯，结婚后与妻子性生活时几乎无法达到性高潮，且不能射精，但自慰时可以射精，我和妻子最近准备生育，请问该怎么办？

回答：

阴茎不射精是指性生活时男性勃起功能正常，也可以正常性生活，但达不到性高潮，不能完成体内射精。一部分阴茎不射精患者通过自慰或其他方式的性行为是可以射精的。

阴茎不射精一般分为原发性和继发性2种。继发性阴茎不射精一般是由药物的不良反应、外伤后畸形及糖尿病等导致的。原发性阴茎不射精的原因有很多，自慰等习惯导致射精阈值升高和性高潮敏感位置发生变化是最常见的原因；部分患者缺乏正确的性知识，错误地认为射精会导致泌尿生殖系统感染、性生活不利于健康，潜意识层面抵制射精，进而导致阴茎不射精。有些患者在性生活时出现阴茎疲软，导致性生活中断，没有完成射精，属于勃起功能障碍，不能诊断为阴茎不射精。

治疗阴茎不射精，首先必须排除药物的不良反应和其他相关疾病，同时给予正确的性知识科普宣教。建议患者在男科医生的指导下进行性生活行为训练，如性生活时配合自慰来促进射精、增强性幻想及使用一些特殊用品等。患者也可以使用左旋多巴等药物治疗阴茎不射精。生育压力较大的夫妻可以先自慰取精，再通过人工授精来解决生育问题。

（方 平 南方医科大学珠江医院）

27 有射精感，却没有精液射出来，是怎么回事？

问题：

我在性生活时有性高潮和射精感，却没有精液从阴茎口射出来，性生活后尿液中存在像精液的物质，去医院就诊后被诊断为逆行射精，请问这是怎么回事？

回答：

有些男性在性高潮射精时，精液不是向前经尿道射出，而是向后射入膀胱，即逆行射精。正常的男性在射精时膀胱颈是关闭的，防止精液向后进入膀胱的可能。但如果男性膀胱颈的正常结构受到破坏或相关神经功能失调，导致膀胱颈括约肌的收缩功能失调，可能出现逆行射精。

糖尿病是引起逆行射精最常见的原因，因为糖尿病会引起射精相关神经损伤和功能失调。有些男性在性生活或自慰时经常强忍不射精，久而久之，就会因阴茎过度充血而加重神经系统和性器官的负担，可能会导致膀胱颈括约肌功能失调，发生逆行射精。引起逆行射精的原因还包括：①膀胱、尿道及精阜的慢性炎症造成的不良刺激；②先天性尿道狭窄，可使射精压力加大；③前列腺、膀胱、直肠手术也有可能造成局部神经损伤或功能失调；④长期服用胍乙啶和利血平等降压药物的患者也有可能因药物影响而发生逆行射精。

逆行射精不影响男性的性高潮，除了会造成不育外，对男性没有其他危害。因此，如果男性没有生育需求，可以不治疗逆行射精。

目前，逆行射精没有特别有效的治疗方法。由糖尿病导致的逆行射精目前也没有较好的治疗办法，即使患者的血糖恢复正常，逆行射精也不会好转。对于其他有明确病因的逆行射精，可以针对病因进行治疗，可能会有所帮助。

有生育需求的逆行射精患者可以从射精后尿液中获取的精子行试管婴儿。简单来说，就是先口服碳酸氢钠溶液来碱化尿液，以减少酸性尿液对精子的损伤；性生活或自慰至有性高潮和射精感后，马上排尿并收集尿液送检，实验室工作人员从尿液中分离出精子，再行试管婴儿。如果射精后尿液中找不到活动精子，逆行射精患者也可以做睾丸穿刺取精术获取精子，再行试管婴儿。

（高　勇　中山大学附属第一医院）

28 | 自慰有危害吗？会影响性功能和生育吗？

问题：

我和妻子准备生育，但我以前自慰很频繁，请问自慰有危害吗？会影响性功能和生育吗？

回答：

自慰是人类常见的一种性行为。男性自慰是指用手或其他物品包裹阴茎，通过摩擦或上下抽动来刺激阴茎，配合性幻想，以获得性快感和性高潮。几乎所有的成年男性都有过自慰行为。很多人错误地认为自慰会对身体造成损伤，甚至会导致性功能障碍和不育，故自慰后有强烈的负罪感和羞耻感。其实，自慰本身对于身体健康并没有危害，也并不一定会导致性功能障碍和不育。

适度和规律的自慰，如每周 1 次，不但没有坏处，反而有利于身体健康。缺乏性生活的成年男性，通过适度、规律的自慰射精，不仅可以宣泄性欲和缓解压力，预防前列腺炎和遗精等疾病，还可以把老化的精子排出体外，使得精子质量更好，更有利于生育。

当然，凡事都要适度，自慰虽然无害，但不能过度。男性过度自慰对于健康还是有危害的，会造成疲劳或神经衰弱，还可能引起前列腺炎、精囊炎及血精等生殖系统疾病。一些错误的自慰方法会造成射精功能障碍，影响生育。例如，有些男性趴在床上或被褥上，通过挤压和摩擦阴茎的方式自慰，但这种挤压摩擦式自慰与真实性生活对阴茎的刺激部位和刺激强度有较大差异，如果男性习惯了这种自慰方式，可能会出现性生活时不能射精的情况，导致生育困难。还有一些男性在自慰时对阴茎的握力过大，长期会导致触发射精所需要的刺激强度较大，也容易出现性生活时不能射精的情况，从而影响生育。

（郭海彬　河南省人民医院）

29 | 遗精会影响生育吗？

问题：

我经常在睡眠中发生遗精，每月 5~6 次，请问遗精会影响生育吗？

回答：

遗精是指男性在没有性生活且没有自慰的情况下，精液自尿道口自行排出，多在睡眠时发生。男性进入青春期后，生殖系统逐渐发育成熟，雄激素分泌充足。在雄激素的作用下，男性的精囊腺、前列腺及睾丸等性腺每天都在不断产生精液和精子，当这些精液积累到足够量，又没有通过性生活或自慰释放出来时，就会在睡眠时不自主地排出体外，即生理性遗精，一般每月不超过 4 次。生理性遗精的原因是"精满自溢"，不但无害，还有利于生殖健康和心身健康。

如果无性生活的男性长期持续存在遗精且每周 2 次以上，或有正常性生活的男性仍频繁遗精，甚至在清醒状态下出现不可控制的精液排出，影响生活或工作，且出现腰酸腿软、头晕耳鸣、精力不济、精神不集中及焦虑等情况，一般可以认为是病理性遗精。

病理性遗精的原因有很多。最常见的原因是色情刺激引起过度自慰，导致射精中枢的兴奋性和抑制性失调，兴奋性大于抑制性，射精中枢处于兴奋状态引起不可控制的频繁遗精。前列腺炎和精囊炎等生殖器官炎症也可能会诱发频繁遗精。在重大疾病恢复期及过度劳累后，男性若受到频繁的性刺激，也易发生病理性遗精。由于精液长期过度排出，病理性遗精会引起精子数量和质量下降，可能会导致不育。

总之，生理性遗精是正常的生理现象，这种有规律的排精有利于精液的新陈代谢，且有利于生育。而病理性遗精会引起精子数量和质量下降，影响生育，患者需要及时到正规医院的男科进行诊治。

（刘蔚菁　广州市番禺区妇幼保健院/南方医科大学附属何贤纪念医院）

30 ┆ 肾虚会影响生育吗？该如何治疗？

问题：

我最近阴茎勃起不坚，被中医师诊断为肾虚，听说肾的功能是过滤人体内的血液、产生尿液及排泄有毒物质和代谢废物，请问肾虚会影响生育吗？该如何治疗？

回答：

中医学概念中的"肾"不是指西医解剖学概念中的"肾脏"这个器官。中医学概念中的"肾"是很多器官组成的功能性整体，既包括肾脏，还包括下丘脑、垂体、睾丸等生殖系统。中医学认为，肾"主水""主藏精""主纳气"。"肾主水"可以理解为其具有调节机体水液代谢的作用，相当于西医解剖学概念中"肾脏"的功能。"肾主藏精"是指肾通过贮藏、封藏"精"这种物质来保障和维持人体的生长发育、生殖和脏腑气化的生理功能正常运行。若男性出现肾虚，那么肾就无法维持和保障这方面功能的正常运行，进而表现为勃起功能障碍、早泄、性欲低下及不育等疾病。此外，中医师可根据肾虚患者的症状（如是否有手心发热、畏寒及怕热喜冷等）将肾虚进一步分类为肾气虚、肾阳虚、肾阴虚、肾阴阳两虚等类型。

在肾虚的治疗方面，不同的证型有不同的方剂和治疗方法。中成药如六味地黄丸、左归丸、右归丸及五子衍宗丸等，都有各自对应的证型。另外，针刺、艾灸、药膳等亦能起到治疗肾虚的作用。建议肾虚患者到正规医院就诊及治疗。

（翁治委　广州中医药大学第一附属医院）

31 | 备孕期该如何安排性生活？

问题：

我和妻子准备生育，听说在女性排卵期过性生活可提高受孕率，请问备孕期该如何安排性生活？

回答：

有研究表明，夫妻在女方排卵期过性生活，妊娠的概率更大。女性在月经正常的情况下，从下次月经来潮的第 1 天算起，倒数 14 天就是可能的排卵日，排卵日的前 5 天和后 4 天，以及排卵日在内共 10 天称为排卵期。通常情况下，健康育龄期女性的卵巢每月只排出一个卵子。卵子排出后可存活 1~2 天，而精子在女性的生殖道内可存活 2~3 天。因此，受精多发生在女性排卵后的 24 小时内。超过 2~3 天，精子就失去了与卵子结合的能力。因此，推荐备孕的夫妻在女方排卵前 2~3 天和排卵后 1~2 天过性生活。

如何知道女性的排卵日？女性可使用测排卵试纸监测排卵，亦可到医院采用宫颈黏液测定法或超声测排卵法来推断排卵日，后者尤其适用于月经周期不规律的女性。

充足和规律的性生活不仅有利于男性保持良好的性功能和改善精子质量，还可以提高夫妻自然妊娠的成功率。夫妻尝试自然妊娠时，只要女方不在月经期，最好能坚持每 3~4 天过一次性生活，有利于提高自然妊娠的成功率。女性在排卵期是最容易受孕的，夫妻在女方排卵期可以每隔 2 天过一次性生活，以增加自然妊娠的成功率。最佳方案是在排卵日当天过性生活，这样可以使高质量的精子有机会在女性生殖道内"等候"卵子的到来而成功结合。

（高　勇　中山大学附属第一医院）

32 | 久不射精会导致精子质量变差吗？

问题：

据报道，在排卵期过性生活女方更容易受孕，故我和妻子平时不过性生活，只在排卵期过性生活，但听说久不射精会导致精子质量变差，请问是真的吗？

回答：

答案是肯定的。男性久不射精会导致精子质量变差，女方反而更难受孕。因为久不射精可能会导致附睾中的精子受到精液中氧自由基和自身免疫细胞的损害，导致精子老化、精子活力变差，可能影响女方受孕。而定期排出精液能促进精子的新陈代谢，改善精子质量，有助于女方受孕。

有的男性认为性生活太频繁会导致精子数量减少、精子活力变差，这也是误解，精子数量并不受性生活频率的影响。精液中70%~80%的成分是前列腺液、精囊液，男性多次射精后排精量是减少了，但这只是精液量变少，而非精子数量变少。因此，夫妻备孕时的策略应该是只要女方不在月经期，最好能坚持每3~4天过一次性生活。保持这样的性生活频率，男性的精子质量是最佳的，有利于提高夫妻自然妊娠的成功率。

（高　勇　中山大学附属第一医院）

33 | 备孕期可以服用改善勃起功能的药物吗？

问题：

我患有勃起功能障碍，医生让我服用西地那非治疗，但我和妻子正在备孕，请问可以服用吗？会影响胎儿的健康吗？

回答：

西地那非俗称"伟哥"，属于 PDE-5 抑制剂。对于勃起功能障碍患者，西地那非是常用药。很多男性担心长期服用西地那非会产生依赖性，损害身体健康、性功能及精子，影响生育。这是误解。PDE-5抑制剂是一类治疗勃起功能障碍的正规药物，并不是"壮阳药"或"兴奋剂"，也不是"春药"。

对于正常男性，当他产生性冲动或阴茎受到刺激时，阴茎内会产生一种天然的"勃起因子"，其能扩张阴茎血管，让阴茎充血、勃起。"勃起因子"越多，阴茎越充血，勃起越充分；"勃起因子"存在的时间越久，阴茎勃起就越持久。而西地那非是"勃起因子"的保护剂，能减少"勃起因子"的消耗，使得"勃起因子"产生更多、存在时间更久，故阴茎勃起能更充分、更持久，但直接起作用的还是天然的"勃起因子"。

对于男性普遍担心的问题，相关研究给出了很好的答案，即西地那非不会导致使用者产生依赖性，也不会损伤男性的性功能和精子，不影响生育结局。西地那非除了能快速改善阴茎勃起，规律使用还有助于修复阴茎血管，从根本上恢复男性的性功能。此外，规律服用西地那非还能增加男性平时的自发勃起频率，并增加男性的性自信和性欲。因此，西地那非是可以使用的正规药物。

值得注意的是，尽管服用西地那非安全有效，但男性在服用前应找男科医生评估影响阴茎勃起的潜在原因，并在男科医生的指导下服用。

（易　翔　香港大学深圳医院）

第 3 章

影响男性生育的相关疾病

34 | 包皮过长会影响生育吗？

问题：

我的包皮过长且包皮口狭窄，翻转包皮后容易卡住阴茎，且包皮腔内比较潮湿，听说包皮过长会影响生育，请问是真的吗？

回答：

男性包皮过长不影响精液质量，但如果影响性生活，则可能降低自然妊娠的成功率，需要做包皮环切术。

男性的精液质量对生育起至关重要的作用。包皮过长一般不会影响精液质量。如果包皮过长引起感染，并涉及附睾或睾丸，则可能影响精液质量。此外，精液能否进入女性的生殖道中也是妊娠的重要影响因素。如果包皮问题导致夫妻不能或不愿意过性生活，以及性生活频率太低，也可能影响生育。

本例患者包皮口狭窄，翻开后卡住阴茎，如果翻开太久而影响远端血液回流，则会引起包皮水肿，影响生育。建议本例患者行包皮环切术。当包皮过长且难以翻开时，行包皮环切术既可以预防包皮炎和包皮嵌顿，又可以提高性生活质量，对妊娠是有帮助的。

（欧阳斌　广州市第一人民医院）

35 | 流行性腮腺炎会影响生育吗？

问题：

我因多年不育去医院就诊，男科医生问我以前是否患过流行性腮腺炎，我确实有流行性腮腺炎病史，请问流行性腮腺炎会影响生育吗？

回答：

流行性腮腺炎俗称"肿疖腮"，由流行性腮腺炎病毒引起，具有高度传染性。此外，流行性腮腺炎病毒不仅会侵犯腮腺，还可侵犯机体很多重要的器官或组织（如睾丸、卵巢、胰腺及甲状腺等），造成相应疾病。

睾丸炎通常在流行性腮腺炎发病 1~2 周出现，约 1/3 的患者累及双侧睾丸，约 2/3 的患者累及单侧睾丸。睾丸炎的症状主要有阴囊红肿，睾丸肿胀、变硬、疼痛，触摸时疼痛加重，行动不便，伴有高热、寒战、头痛、恶心、呕吐及下腹痛。上述症状可在 7~10 天减轻、消退，睾丸疼痛、肿胀消失，但睾丸坚硬可持续较久。

男性在青春期前很少发生流行性腮腺炎合并睾丸炎，且一般不会影响生育力。因为即使睾丸受累，通常也可完全康复，造成睾丸永久性损伤的概率较小。青春期或成年男性患流行性腮腺炎后更容易并发睾丸炎，且可能会影响生育力。睾丸炎可导致睾丸精曲小管的生精细胞和睾丸间质细胞受到不可修复的损伤，造成不同程度的生精障碍和性腺功能低下，严重时可造成睾丸萎缩。青春期或成年男性患流行性腮腺炎并发睾丸炎，约 50% 会发生睾丸萎缩。单侧睾丸萎缩很少影响生育，也不会影响性生活。但双侧睾丸萎缩会导致精子活力差、少精子症或无精子症，进而导致不育，部分患者还伴有性腺功能低下。

青春期前的男孩患流行性腮腺炎时，主要治疗的是流行性腮腺炎本身。但青春期或青春期后患流行性腮腺炎并发睾丸炎的男性，主要治疗睾丸炎，发病后应及早治疗，保护生育力。

（高　勇　中山大学附属第一医院）

36 | 前列腺炎会影响生育吗？

问题：

我患有慢性前列腺炎，广告说前列腺炎会导致不育，请问是真的吗？

回答：

近年来，部分无良医疗机构及媒体的错误宣传使很多男性存在"患了前列腺炎就会导致不育"这种错误观念。事实上，慢性前列腺炎与不育没有必然的因果关系，大部分慢性前列腺炎患者可以正常生育，只有少部分慢性前列腺炎患者的生育力受到了影响。

慢性前列腺炎可能会增加男性精液不液化的发生率，从而影响男性的生育力。同时，慢性前列腺炎可能会引起精子活力下降和精子畸形率升高，从而影响男性的生育力。此外，慢性前列腺炎可能会引起性欲下降、勃起功能障碍、早泄及阴茎不射精等性功能障碍，从而影响男性的生育力。部分慢性前列腺患者存在射精痛、性生活时不适感等症状，或存在明显的精神心理负担和人格特性改变，主要表现为焦虑、抑郁、精力减退、疲乏、多疑、性传播疾病恐惧症及失眠多梦等，这些不适症状和精神心理负担可能会造成男性性欲下降、勃起功能障碍、早泄及阴茎不射精等性功能障碍。但以上疾病在慢性前列腺炎患者中的发病率并不高。

总之，慢性前列腺炎可能会影响少数患者的生育力，但对绝大多数患者的生育力影响不大。慢性前列腺炎患者如果有正常的性生活且未避孕，1年仍未使女方妊娠者，建议到正规的医院做精液常规、精子形态学染色分析及精液白细胞染色等检查，明确精液质量是否受到影响及其严重程度，同时评估性功能状况。若确实存在精液质量下降或性功能障碍，患者可以在男科医生的指导下通过药物治疗和生活保健提高精液质量和改善性功能，进而使生育力恢复正常。

（高　勇　中山大学附属第一医院）

37 | 精索静脉曲张会影响生育吗？需要做手术吗？

问题：

我平时偶尔感到阴囊有下坠感，久站或长时间步行后加重，做婚前检查时被诊断为精索静脉曲张，请问精索静脉曲张会影响生育吗？需要做手术吗？

回答：

精索静脉曲张是男性的常见病，因早期症状不明显，常在婚前检查时才被发现。精索静脉曲张患者常有阴囊坠胀、钝性疼痛等不适感，久站或长时间步行后加重，有时可放射到大腿根部及下腹部，卧床后可缓解。体格检查可发现左侧阴囊比右侧大，可以触及迂曲、增粗的血管团，平卧后减轻，站立数分钟或用力增加腹压时加重。阴囊彩色多普勒超声检查可以确诊精索静脉曲张。

精索静脉的静脉瓣发育不全，使得精索静脉的血液回流受阻，静脉血淤积在阴囊的精索静脉中，局部压力增高而导致静脉迂曲、增粗，引起精索静脉曲张。精索静脉曲张造成的血液回流不畅会影响对睾丸的营养供给，导致代谢废物累积，还会导致睾丸温度升高，这些情况都有可能会损害睾丸的生精功能，使精子数量减少、精子活力降低、异常形态精子增多，影响男性的生育力。因此，精索静脉曲张可能会引起男性不育。但精索静脉曲张与不育没有必然的因果关系。很多精索静脉曲张患者精子正常，也可以自然生育。精索静脉曲张只是影响生育的众多因素之一。其实，吸烟、酗酒及熬夜等不良的生活习惯，对男性生育力的损害比精索静脉曲张要大得多。

精索静脉曲张患者平时要注意避免久站或长时间行走，以免加重病情。精索静脉曲张要做手术才能根治。手术原理是将有反流的精索静脉结扎，阻断反流，逼迫血液通过其他侧支循环回流。

　　精索静脉曲张是否需要做手术？这要看精索静脉曲张的严重程度、阴囊疼痛的严重程度及精液参数受影响的程度等。建议患者咨询专业的泌尿外科或男科医生，由医生来判断是否需要做手术，并不是所有的精索静脉曲张患者都要做手术。

（高　勇　中山大学附属第一医院）

38 | 附睾炎会影响生育吗？

问题：

我被诊断为附睾炎，请问病因有哪些？会影响生育吗？

回答：

　　附睾位于阴囊内，紧贴睾丸，故称为附睾。精子要在附睾中储存半个月，发育成熟并获得活力和受精能力。因此，附睾对于精子具有至关重要的作用。附睾炎常继发于前列腺炎和尿道炎，全身其他系统的感染性疾病也可经血液循环传入附睾，引起感染。特别是当男性熬夜、频繁性生活或剧烈运动后，身体免疫力下降，尿道和前列腺中的病原体容易到附睾中聚集、繁殖，引起附睾炎。严重的急性附睾炎会引起阴囊肿痛等症状，需要使用抗生素治疗。不严重的慢性附睾炎更常见，通常不会造成明显的不适症状，故很难及时发现，也很容易被忽视，但会损害男性的生育力。

（1）附睾炎会导致精子活力下降，造成弱精子症。附睾炎会导致附睾分泌的各种营养精子的物质明显减少，使精子应在附睾中获得的各种能力明显减弱，最终导致排出的精液中不能活动的精子或死精子比率明显增高。即使是能活动的精子，其活力也会减弱，从而引发弱精子症或死精子症。病原体可直接吸附在精子表面或使精子发生凝集，以降低其活力；病原体产生的有害物质也会杀死精子。同时，机体在消灭病原体时，免疫细胞也可能误伤或误杀精子，使精子活力下降、死精子增多，造成畸形精子率上升、精子数量减少等。

（2）附睾炎可能会造成梗阻性少精子症或梗阻性无精子症。附睾炎如果是由淋球菌、结核分枝杆菌等病原体感染引起的，不仅会发生炎症反应而损害精子，且易引起难以逆转的附睾纤维化和附睾梗阻，精子被堵在附睾管内出不去，只能慢慢"困死"，从而造成梗阻性少精子症或无精子症。

总之，附睾炎是引起男性不育的常见病因之一，且通常因为没有不适症状而难以被发现。附睾炎患者要及时到正规医院就诊，使用抗生素配合抗氧化药物或中成药等进行治疗。附睾炎患者的生活保健也很重要：①应避免熬夜，提高免疫力。②避免吸烟、酗酒及食用辛辣刺激的食物，因为这些不良的生活习惯可能会使附睾充血，加重炎症反应。③避免久坐和憋尿，适量运动。④可以通过自慰或戴避孕套过性生活等方式定期将精液排出体外，因为规律的性生活和定期排空精液可以将附睾内的病原体排出，有利于治疗感染。

（高　勇　中山大学附属第一医院）

39 | 隐睾会影响生育吗？

问题：

我儿子快 1 岁了，可我一直摸不到他的睾丸，医生说是隐睾，请问隐睾有哪些危害？会影响孩子未来的生育吗？

回答：

隐睾是指睾丸没有在阴囊内，而是在上面的腹股沟或腹腔内。隐睾最大的危害在于有癌变的风险，特别是滞留于腹腔中的隐睾，受腹腔内高温影响，发生睾丸癌的概率是正常男性的 35 倍以上。

隐睾特别是双侧隐睾还可能会引起男性不育。睾丸只有在阴囊内才具有正常的生精功能，其温度一般比体温低 1~2℃，即

35℃，是睾丸产生精子最适宜的温度。未能降入阴囊内的睾丸会因高温损害其生精功能。如果男性的双侧睾丸均未下降（均为隐睾），可导致无精子症。

隐睾应尽早治疗，可通过隐睾下降固定术让睾丸尽早回到阴囊内。据统计，男婴于1岁以内行隐睾下降固定术，待其成人后精子正常的概率为96%；1~2岁行隐睾下降固定术，此概率为75%；2~4岁行隐睾下降固定术，此概率为57%；14岁时行隐睾下降固定术，此概率为25%；青春期后或成年后再行隐睾下降固定术，精子正常的概率几乎为0，常表现为无精子症。隐睾下降固定术后的无精子症患者，可以做显微镜下睾丸取精术，至少60%的患者可找到精子，进而通过试管婴儿生育后代。

（高　勇　中山大学附属第一医院）

40 | 内分泌异常会影响生育吗？

问题：

由于多年未育，我在医院进行了一系列检查，结果发现内分泌异常，请问内分泌异常会影响生育吗？

回答：

男性的生育力不仅与生殖系统相关，还与内分泌系统相关。男性正常的生殖功能依赖于具有正常功能的下丘脑、垂体、睾丸及附属腺体，并受多种生殖激素的协同调控，包括促性腺激素释放激素（gonadotropin-releasing hormone，GnRH）、黄体生成素（luteinizing hormone，LH）、卵泡刺激素（follicle stimulating hormone，FSH）、睾酮（testosterone，T）、雌激素及催乳素等。下丘脑-垂体-睾丸轴组成的调节机制在维持男性正常的生殖功能方面占主导作用，其中任何一个环节发生障碍，都有可能导致男性不育。其他一些内分泌器官，如肾上腺和甲状腺等，也可通过改变下丘脑-垂体-睾丸轴的功能而引起男性不育。因此，测定生殖激素是为了评估下丘脑-垂体-睾丸轴的功能，并对下丘脑-垂体-睾丸轴的功能障碍进行精确定位。

卡尔曼综合征是一种先天性下丘脑-垂体疾病，是由下丘脑不能正常释放 GnRH 所致，引起下游的 LH 和 FSH 释放减少，最终导致性腺功能低下和不育，患者需要使用促性腺激素和雄激素类药物治疗。

此外，还有一些其他内分泌因素也会导致男性不育。

（1）后天损伤：如创伤、放射性损伤、炎症、肿瘤及系统性疾病等，均可影响下丘脑-垂体的功能，从而导致男性不育。此时，患者应积极治疗，适当使用促性腺激素和雄激素药物治疗性腺功能减退症。

（2）睾丸病变（原发性性腺功能减退症）：包括先天性睾丸病变（如精曲小管发育不全、特纳综合征、纯睾丸支持细胞综合征及隐睾等）和后天性睾丸异常（如睾丸炎、睾丸扭转、放射性物质、药物或系统性疾病）对睾丸造成的损伤。此外，雄激素合成和作用异常会导致男性的发育出现不同程度的障碍，甚至导致生殖器官畸形。

（3）糖尿病：其引起的血管神经病变会导致勃起功能障碍和射精障碍，进而导致男性不育。

综上所述，对于内分泌性不育患者，除了给予其精液常规检查之外，还应测定其生殖激素。怀疑患者存在遗传病时，还需要给予染色体分析等遗传学相关检查。若考虑患者是由甲状腺疾病、肾上腺疾病及糖尿病引起的不育，还应给予其甲状腺功能、肾上腺功能或糖尿病的有关检查。

（高　勇　中山大学附属第一医院）

41 | 阴茎头炎会影响生育吗？

问题：

我今年 26 岁，包皮比较长，最近阴茎头频繁发红，偶感瘙痒或疼痛，我和妻子新婚，正准备生育，请问这种情况会不会影响生育？

回答：

这种情况属于阴茎头炎。本例患者新婚，性生活可能比较频繁，且易疲劳，导致免疫力下降。此外，本例患者的包皮比较长，一旦不注意生殖卫生，包皮垢就容易堆积起来，刺激局部的包皮和黏膜发生炎症，引起阴茎头表面水肿、充血，表现为阴茎头发红，偶感瘙痒或疼痛。

阴茎头炎在男性中是比较常见的，只要进行正规治疗，一般对生育不会有较大的影响。患者要到正规医院的泌尿外科或皮肤科就诊。医生会取阴茎头表面的分泌物做检测，以查找致病微生物。不同的病原体需要采用不同的药物进行治疗。需要注意的是，阴茎头炎患者的女性伴侣要同时去妇科就诊，检查是否患有阴道炎，因为阴茎头炎和阴道炎可以通过性生活相互传染。

对于包皮过长的患者，建议在阴茎头炎治愈后做包皮环切术，有助于保持阴茎头的生殖卫生，预防炎症。男性平时应保持良好的生活习惯，每天清洗阴茎头和包皮。在没有生育需求时，夫妻过性生活应使用避孕套，以避免炎症相互传染。

（庄锦涛　中山大学附属第一医院）

42 | 患了性传播疾病该如何生育？

男性不育与优生优育

问题：

我今年 30 岁，刚结婚，和妻子准备生育，但我以前性生活混乱，也未行相关检查，我怀疑自己患有性传播疾病，请问患了性传播疾病该如何生育？

回答：

假如男性怀疑自己患有性传播疾病（简称性病），应去正规的医院做全面检查。对于大多数性病，生殖器周围可发现明显症状，如尿道流脓，生殖器附近长出菜花样赘生物、痛性水疱，或皮肤溃烂等。若男性通过相关检查确诊性病，应进行针对性治疗。不同种类的性病，治疗策略也不同。对于淋病、沙眼衣原体感染等短期可以治愈的性病（疗程一般在 1~4 周），患者在治愈后就可以考虑生育。对于一些治疗周期相对较长的性病，如尖锐湿疣，患者在治愈后且 6 个月内完全没有复发迹象的前提下可以考虑生育。梅毒与尖锐湿疣相似，需要观察 3~6 个月且抽血检查确定不具有传染性后再考虑生育。对于复发性生殖器疱疹，由于目前仍未有彻底治愈的方法，患者只能通过提高自身免疫力来压制病毒的复制，使其传染性降至最低。因此，生殖器疱疹患者应通过治疗减少复发频率和减轻复发时的症状，等到非复发期的窗口时间再考虑生育。

（黄永汉　潘　通　佛山市第一人民医院）

43 | 衣原体和支原体阳性会影响生育吗？

问题：

我今年 28 岁，近期曾未使用避孕套进行性生活，近几日尿道口发红，还出现了不明分泌物，检查后发现衣原体阳性，请问这是性病吗？需要治疗吗？对生育有没有影响？

回答：

根据问题中的描述，本例患者可以初步诊断为非淋球菌性尿道炎，即性病的一种。非淋球菌性尿道炎的病因主要是不洁的性生活，其好发于性活跃的人群。支原体或衣原体感染是导致非淋球菌性尿道炎的"罪魁祸首"。衣原体和支原体是原核生物，在机体生殖道的内环境紊乱时，它们就"趁虚而入"，不同于细菌和病毒，它们不进入血液和组织，只寄居在泌尿生殖道的上皮细胞上，不断释放有毒物质损伤组织和器官，进而对人体造成伤害。男性感染支原体和衣原体可能会影响精子质量，进而导致不育。

对于由支原体或衣原体引起的非淋球菌性尿道炎，早期确诊不仅有助于减少传播，且治疗效果好，对机体的损伤也小。聚合酶链反应（polymerase chain reaction，PCR）是临床常用的检测支原体或衣原体的手段，且具有较高的敏感性和特异性，应用广泛。

男性有明确的感染征象，实验室检查结果呈阳性，且没有发现其他病原体感染的症状、体征，可视为支原体或衣原体感染，应积极进行敏感抗生素治疗。男性若明确诊断为由支原体或衣原体感染所致的非淋球菌性尿道炎，建议性伴侣同时进行治疗，治疗期间应避免性生活。

（刘喜军　大同市第三人民医院）

44 ┊ 解脲支原体阳性会影响生育吗？

问题：

我今年 38 岁，检查发现解脲支原体阳性，我性生活正常，请问为什么会出现这种情况？

回答：

解脲支原体是一种微生物，得名原因为其生长需要尿素。解脲支原体感染属于机会性感染，也就是说，在正常情况下，其并不致病，是人体内正常菌群的一部分。但如果人体的免疫力较低，那么平衡状态可能会被打破，解脲支原体大量繁殖，进而导致疾病。因此，解脲支原体感染不是性病。

解脲支原体大量繁殖导致尿道炎时，会影响精子和卵子的结合（受孕）；而女性妊娠期感染解脲支原体，其可能会经过胎盘和产道感染胎儿，进而可能会导致流产、早产，甚至死胎。

那么解脲支原体阳性该如何治疗？如果男性存在泌尿生殖道感染的相关症状，且检查发现解脲支原体阳性，可以诊断为解脲支原体性尿道炎，需要使用敏感抗生素治疗，同时建议性伴侣进行治疗。如果男性无泌尿生殖道感染的相关症状，仅检查发现解脲支原体阳性，可诊断为解脲支原体携带者，一般无须治疗。如果解脲支原体阳性患者准备生育，无论有无症状，都建议先治疗转阴后再生育。

（刘喜军　大同市第三人民医院）

45 中年男性还可以生育吗？孩子的健康会受到影响吗？

问题：

我今年 47 岁，还想要生育，请问中年男性还可以生育吗？孩子的健康会受到影响吗？

回答：

健康男性的生育力理论上是可以保持到老年的。但随着年龄的增长，男性的生育力会逐渐下降。目前认为，男性的最佳生育年龄在 25~35 岁，因为男性的精子质量在这个阶段处于巅峰状态。35 岁后，随着年龄的增长，男性的精子质量会逐渐下降。年龄越大，生育力越差。一些高龄男性虽然也能使女性受孕，但因为精子质量不佳，会增加胎儿流产或出生缺陷的风险。美国的一项研究显示，父亲 45 岁后，胎儿早产的风险较高、出生体重偏低，新生儿癫痫的发生率和死胎的风险也较高。近期，《生物精神病学杂志》中有研究显示，生育年龄在 50 岁以上的父亲，其后代罹患精神分裂症和孤独症的风险增加。

总之，高龄男性可以生育，但其后代罹患疾病的风险会增加。因此，男性应做好精液检查等生育前评估，加强身体锻炼，注意控制体重，保持良好的生活习惯，尽量改善生育力。女方妊娠后，应严格实行产前诊断，以排查异常胎儿，防止有缺陷的胎儿出生。

（黄昌平　廖勇彬　江门市中心医院）

46 | 患有精神障碍，可以生育吗？

问题：

我和妻子刚结婚，但我患有抑郁症，请问可以生育吗？会不会遗传给孩子？

回答：

精神障碍是指在内外各种致病因素的影响下，大脑功能活动失调，导致认识、情感、行为意识等精神活动发生障碍。而发病原因往往是多种因素综合的结果，如遗传因素、个体素质、器质性因素及心理社会因素等。很多精神障碍都存在遗传因素，如精神分裂症、躁狂抑郁症等。

那么男性精神障碍患者能不能生育呢？有些精神障碍具有遗传倾向，且在精神障碍发作期，患者连自己的日常生活都难以料理，更无法养育孩子。因此，建议有遗传倾向的精神障碍患者不要生育。

精神障碍患者在治疗时，应慎重选择治疗药物，因为某些药物可能会损害生精功能，导致不育，或导致胎儿畸形、流产及出生缺陷等风险升高。

精神障碍患者能否很好地养育下一代？孩子能否健康成长？都是每个家庭生育前需要考虑清楚的。但精神障碍患者也有生育的自由和权利，医生只能从优生优育的角度出发给予患者建议或提醒，是否生育最终还是由患者及其家属来决定。

总之，建议精神障碍患者进行积极、规范的治疗，待病情稳定或痊愈后，在准备生育前先到精神科、遗传科及生殖科等科室找医生咨询，先对病情做充分的评估，然后谨慎考虑，再决定是否生育。

（曲晓伟　郭海彬　河南省人民医院）

47 | 备孕期不能使用哪些药物？

问题：

我和妻子准备生育，听说备孕期有些药物不宜使用，请问备孕期不能使用哪些药物？

回答：

临床上，有些药物会抑制精子发育、影响精子的受精能力，甚至可能导致女方流产。很多降压药物会引起勃起功能障碍，钙离子通道阻滞剂还会影响精子的受精能力，让女方难以受孕。一些抗生素（如链霉素、红霉素、庆大霉素）、免疫抑制剂（如环孢素）、激素类药物、精神类药物、抗癫痫药物及治疗类风湿的雷公藤、治疗肠炎的柳氮磺吡啶等，都会影响精子的活力和质量，甚至导致女方流产或胎儿畸形。但上述药物的影响都是一过性的，停药后精子的活力和质量就能恢复正常。化疗药物对生精功能的损害很大，如顺铂、环磷酰胺等，会造成无精子症。这种损害恢复起来比较慢，男性至少停药 1 年以上才能备孕。

如果男性正在服用上述药物，就要采取避孕措施，停药后再备孕或在服药前先咨询男科医生。肿瘤患者在化疗前可以先到精子库做"自精保存"，将精子冷冻保存后再做化疗，日后可以通过辅助生殖技术生育。

（高　勇　中山大学附属第一医院）

48 | 高血压会影响生育吗？

问题：

我患有高血压，请问高血压会影响生育吗？

回答：

高血压是常见的心血管疾病，是以血压升高为主要临床表现的综合征。一般收缩压≥140 mmHg 或舒张压≥90 mmHg，就可诊断为高血压。

不育男性患有高血压的比例比正常男性高，这部分患者雄激素水平偏低。目前，临床尚未明确高血压与男性不育之间是否存在因果关系。有研究发现，6.8%的不育男性患有高血压；而在相近年龄的正常男性人群中，仅有 3.6%患有高血压。目前，有研究发现，高血压与精子质量差密切相关，与血压正常的男性相比，高血压男性患者的精液量较少，精子活力较弱，精子总数较少，活动的精子总数也较少。有研究发现，收缩压越高，男性的总睾酮水平越低，高血压男性患者的睾酮水平比血压正常的男性低 10%。

值得注意的是，某些降压药物对精子质量有负面影响。在高血压男性患者中，与服用其他类型降压药物的男性患者相比，服

用 β 受体阻滞剂的男性患者的精液量减少，精子浓度较低，精子活力下降，精子总数降低，活动的精子总数减少。这可能与服用 β 受体阻滞剂影响射精有关。

综上所述，高血压可能对男性的精子质量和睾酮水平均有负面影响。改变不良的生活习惯对于治疗高血压具有重要作用。减轻体重、减少盐的摄入、减少脂肪的摄入、戒烟、限制饮酒及增加运动等均有助于控制血压，从而避免高血压对男性生育的潜在不良影响。

（包继明　赵善超　南方医科大学南方医院）

49 | 尿酸高会影响生育吗？

问题：

我今年 28 岁，和妻子备孕 6 个月以上妻子未妊娠，检查发现我的精子活力较差，且尿酸高，请问尿酸高会不会影响生育？

回答：

目前，没有证据表明尿酸高会影响精子质量，但秋水仙碱、别嘌醇等治疗尿酸高的药物会影响精子质量。另外，尿酸高会影响身体健康，如导致痛风、关节变形，肾结石、肾病、尿毒症，心脏病，以及糖尿病等代谢性疾病。

建议本例患者到内分泌科或风湿内科就诊，告知医生正准备生育，尽量不使用影响精子质量的药物。

精子活力受多方面因素影响，其本身也会有波动。临床上，男性2次精液检查的结果都显示精子活力差才考虑诊断为弱精子症。调整生活方式，如戒烟、限酒、早睡，有助于改善男性的精子活力。建议本例患者先调整生活方式，2周后复查精液，检查前需要禁欲2~7天。

（唐松喜 福建医科大学附属第一医院）

50 | 糖尿病会影响生育吗？

问题：

我和妻子备孕2年，妻子一直未受孕，检查发现我的精子活力偏低，我还患有糖尿病，平时血糖控制不佳，请问糖尿病是否会影响生育？

回答：

目前认为，糖尿病不会影响精子活力，但血糖控制不佳的糖尿病可能会引起勃起功能障碍、射精障碍等性功能障碍，进而影响生育。建议本例患者到内分泌科就诊，控制好血糖，以减少其对血管和神经系统的损害，同时均衡饮食、戒烟、戒酒、加强锻炼。若糖尿病患者出现性功能障碍，可到正规医院诊治。

（赵善超　南方医科大学南方医院）

51 | 肿瘤患者还能生育吗？怎样进行生育力保存？

问题：

我儿子今年 18 岁，确诊为睾丸肿瘤，医生建议先手术切除睾丸，之后可能需要进行放疗和化疗，请问这样会影响他的生育力吗？该怎样进行生育力保存？

回答：

很多肿瘤都会影响男性的生育力，如白血病、淋巴瘤、消化道肿瘤等，会使男性的精子质量下降。睾丸肿瘤影响更大，可能通过直接损害睾丸的生精细胞影响精子质量。放疗和化疗会对生精功能造成严重损伤，甚至造成无精子症。因此，确诊肿瘤后，男性的生育力会受到不同程度的损害。建议肿瘤患者在治疗前去精子库冷冻保存精子，进行生育力保存。目前，我国每个省或直辖市都至少有一家精子库，肿瘤患者可以到精子库咨询自体精子保存事宜。

目前，青春期及青春期后的男性都可以通过冷冻精子来保存生育力，且国内外的经验也证明了12岁以上男性进行精子冷冻的有效性和安全性。我国卫生部于2001年颁布的《人类精子库管理办法》中明确规定，人类精子库是指以治疗不育及预防遗传病等为目的，利用超低温冷冻技术，采集、检测、保存和提供精子的机构。因此，患有肿瘤的男性，尤其是育龄期男性，可以考虑向人类精子库申请进行精子冷冻以保存生育力，在未来考虑生育时再把保存的冷冻精子取出来复苏，并借助人工授精或试管婴儿等辅助生殖技术生育后代。

不同来源的精子因数量和成熟度不同，冷冻保存方法也不同。精子的来源分为3类：①射出的精子，是指通过自慰或阴茎震动按摩器等从男性射出的精液中获得的精子，其成熟度高，数量相对较多，冷冻保存相对简单。②附睾精子，是指通过经皮附睾穿刺抽吸术等手术方式从附睾中获取的精子。③睾丸精子，通常是指通过睾丸穿刺取精术和显微镜下睾丸取精术等手术方式从睾丸中获取的精子。附睾精子和睾丸精子的数量相对较少，保存技术要求更高，需要采用玻璃化冷冻、微量精子冷冻等方法保存。

（张欣宗　广东省生殖医院；郭建华　上海交通大学医学院附属第九人民医院）

52 | 男性患有哪些疾病会遗传给孩子？

问题：

我计划在结婚前做一些遗传病方面的检查，请问男性患有哪些疾病会遗传给孩子？

回答：

遗传病是指完全或部分由遗传物质发生改变而引起的疾病或由致病基因所控制的疾病，常为先天性的，也可后天发病。例如，唐氏综合征（先天愚型）、多指（趾）、先天性聋哑及血友病等，均完全由遗传因素决定发病，且孩子出生一定时间后才会发病，有时要经过几年、十几年甚至几十年后才能出现明显症状。

男性作为生育后代的父源性遗传物质来源者，当其遗传物质发生改变或携带某些致病基因时，会使孩子发生出生缺陷或遗传病。随着遗传学的迅速发展，研究者已发现了 3000 多种遗传病，父母均有可能遗传给后代。其中，约有 250 种遗传病只在男性中发病，这些疾病为隐性遗传，且致病基因在 X 染色体上，称为 X 染色体性连锁隐性遗传病。男性只有一条 X 染色体，故当男性的 X 染色体出现此类致病基因时，就会发病。女性只有在 2 条 X 染色体都携带这种致病基因时才会发病，只有一条 X 染色体携带致病基因时不会发病，但其所生育的男性后代必然会发病。

临床常见的 5 种 X 染色体性连锁隐性遗传病分别为：①血友病，是典型的性连锁隐性遗传，由女性传递，男性后代发病，致病基因位于 X 染色体，70%的患者为家族遗传发病，但也有 30%的患者无家族史，由基因突变引起。②肥大型进行性肌营养不良症，属于隐性遗传病，女性仅为致病基因的携带者，男性后代发病。该病多发于 4 岁左右的男童，一般不超过 7 岁，欧美国家的活产男婴发病率可达 1/4000～1/3000，日本为 1/22 000，目前尚无有效的治疗方法。③蚕豆病，因体内缺少 *G6PD* 基因而导致红细胞膜稳定性差。其致病基因位于 X 染色体，男女的发病比例约为 7：1。该病对健康影响不大，患者只要注意不要服用蚕豆和一些特定药物即可。④色盲，有研究显示，中国男性色盲的患病率约为 7.5%，而女性约为 0.05%，有一部分色盲是遗传性的。⑤秃顶，在男性中为显性遗传，在女性中为隐性遗传。

因此，如果男性有家族遗传病史，可以有针对性地做相关遗传基因检测。如果男性没有家族遗传病史，可做外周血染色体核型和地中海贫血等相关检查。

（刘　晃　张欣宗　广东省生殖医院）

男性不育与优生优育

第4章

男性备孕期的饮食与生活习惯

53 男性在备孕期该如何调整饮食和生活习惯？

问题：

我和妻子准备生育，请问男性在备孕期该如何调整饮食和生活习惯？

回答：

饮食和生活习惯对于男性的精子质量、性功能及生育力影响很大。男性在备孕期需要调整好生活习惯并做到合理饮食，应注意以下几点。

（1）早睡：充足的夜间睡眠对于精子生成和性功能非常重要。晚睡/熬夜（晚上 11：00 后睡觉）会导致男性精子数量和质量下降、不育，性欲低下、勃起功能障碍、早泄等性功能障碍，免疫力下降，还容易引发慢性前列腺炎和附睾炎等炎症。人的最佳入睡时间是晚上 9：30 至 10：30，建议备孕期男性在晚上 10：00左右上床睡觉，保证晚上 11：00 到早上 7：00 这 8 个小时的有效睡眠时间。

（2）戒烟限酒：吸烟可引起精子数量减少、精子细胞膜和 DNA 受损，长期吸烟或吸入二手烟容易造成男性不育和勃起功能障碍、女方流产和胎儿畸形。有研究表明，戒烟可以改善精子质量。过量饮酒对男性生殖健康的损害很大，会造成男性生育力下降，诱发慢性前列腺炎，引起性功能障碍。过量饮酒还会损害生殖系统的内分泌功能，造成具有生物活性的雄激素减少和雌激素相对增多，容易引起勃起功能障碍和性欲低下，甚至睾丸萎缩。

（3）合理饮食：男性可以多食用鸡蛋、牛奶、米饭、馒头、五谷、坚果、蔬菜及水果等食物；少食用肉类、鱼虾及海鲜等高嘌呤食物，避免尿酸太高引起痛风；尽量不食用辛辣、油炸、烧烤及肥腻的食物。一般不建议备孕期男性服用中药、补品及保健品，必要时可以在男科医生的指导下服用。一些广告宣传的中药或补品会损害睾丸的生精功能，造成精子质量变差或女方容易流产。

（4）避免接触有毒物质和高温环境：高温（>37℃）会造成精子数量减少和质量变差。备孕期男性应避免穿紧身内裤和厚裤子、泡温泉、蒸桑拿等，避免在厨房、锅炉房等高温环境下工作过久。

（5）适度运动：备孕期男性可每天运动 30 分钟，选择如慢跑或健步走等有氧运动，有助于提高性功能和生育力。过量或过于剧烈的运动会损害睾丸的生精功能，反而会造成精子质量变差。

（6）规律进行性生活和定期射精：建议男性每周至少射精1~2次，性生活射精或自慰射精均可。定期射精有助于提高男性的性功能和精子质量。备孕期男性可以每3~4天过一次性生活，规律的性生活有利于提高自然妊娠的成功率。

需要注意的是，由于精子的生成周期在3个月左右，故男性想要生育时最好提前3~6个月就开始调整生活习惯，科学、合理饮食，并脱离有害环境。

（高　勇　中山大学附属第一医院）

54 男性在备孕期需要补充锌和硒吗？

问题：

我和妻子准备生育，请问男性在备孕期需要补充锌和硒吗？该如何补充？

回答：

男性若想了解自己在备孕期是否需要补充锌和硒，首先需要了解锌和硒对男性生育的作用。

在男性的生殖系统中，锌直接参与精子的生成、成熟、激活及获能过程，锌的含量会影响精液的精子密度、精子活力及精子数量等。在精浆中，锌参与生殖系统内多种酶的组成，可延缓精子细胞膜的脂质氧化，维持细胞膜结构的稳定性和通透性，使精子具有良好的活力。精子在射精过程中吸收精浆内的锌，有利于受精。同时，锌与精子活力密切相关。有研究表明，射精过程中精子由不动到运动这种改变可能由锌所诱导。

硒主要影响男性的精子生成、精子畸形及精子活力。精子生成对于睾丸中硒的含量有很高要求，硒过高或过低都会影响精子生成，导致男性生育力下降。

综上所述，适当地补充锌和硒可以提高男性的生育力，锌可以通过食用海产品及动物内脏来补充，硒可以通过食用芝麻及海产品等来补充。必要时，男性也可以服用一些吸收率比较高的补锌、硒制剂，补充锌和硒更直接、高效，但切勿补充过量。

（赵善超　南方医科大学南方医院）

55 男性在备孕期需要补充维生素吗？

问题：

我和妻子准备生育，请问男性在备孕期是否需要补充维生素？主要补充哪些维生素？

回答：

备孕工作不是女方一个人的事情，男方也需要充分参与。因此，男性在备孕期也需要注意自己的饮食，多食用一些有营养且有助于生育的食物，维生素也需要注意补充。

那么男性在备孕期需要补充哪些维生素？目前，有研究表明，维生素A、维生素B、维生素C、维生素D及维生素E等在精子的生长发育过程中均起重要作用。其中，最重要的是维生素E。维生素E又称α-生育酚，该命名与维生素E的发现有关。1922年，科学家们在研究中发现了一种脂溶性物质，雌鼠若缺乏这种物质，就会发生子宫萎缩等不孕及流产的情况，故将其命名为"生育酚"，其是主要的抗氧化剂之一。维生素E的生理作用包括抗感染、维持机体正常的免疫力及抑制细胞增生等，且维生素E还有预防胎儿畸形的作用。同时，维生素E作为脂溶性抗氧化剂和自由基清除剂，主要对抗生物膜上脂质过氧化所产生的自由基，能保护精子生物膜的结构和功能。临床上，多项研究发现，男性使用维生素E能提高精子活力、增加精子浓度、降低精子畸形率，且增加女方受孕的概率。还有研究表明，口服维生素E和维生素C能显著减少不育患者精子DNA的损伤。

男性在备孕期间，各种维生素均应适量摄入。其中，最重要的是维生素E。维生素E分为天然维生素E和合成维生素E 2种。天然维生素E的生物活性是合成维生素E的3~8倍，主要存在于坚果及玉米油、大豆油、花生油等油类中，在肉类、牛奶中也存在。对于需要补充维生素 E 的男性，推荐使用药品级（含量＞90%）天然维生素 E，建议使用的剂量为每次 100 mg，每天 2 次，连续使用约 3 个月。

（赵善超　南方医科大学南方医院）

56 | 男性在备孕期需要补充叶酸吗？

问题：

我和妻子准备生育，听说女方备孕期间需要补充叶酸，请问男性在备孕期需要补充叶酸吗？

回答：

要想知道男性在备孕期是否需要补充叶酸，首先要了解叶酸的作用及叶酸对男性的作用。叶酸是维生素家族的一员，又名维生素 B_9，是一种水溶性物质，最主要的作用是让胎儿的神经管细胞发育正常，以免胎儿发生神经管缺陷性疾病。此外，孕妇补充叶酸还可以预防婴儿发生出生缺陷，且叶酸参与制造红细胞，孕妇服用叶酸也能预防妊娠期贫血。了解叶酸的作用后，似乎没有看到男性补充叶酸的必要性。其实，叶酸对男性精子的影响很大。精子质量会影响女性受孕，甚至会影响胎儿健康。有研究表明，男性体内如果叶酸过少，会造成精子浓度及精子活力下降，使受孕成功率降低。还有研究显示，叶酸参与了人体内遗传物质的合成，当男性体内叶酸水平过低时，会造成男性精子中遗传物质异常，这种异常的精子如果与卵子结合，胎儿易出现染色体缺陷性疾病。

那么备孕期男性到底需不需要补充叶酸？需要视具体情况而定。精液质量正常的男性在饮食均衡的情况下就可摄入足够的叶酸用于维持精子的生理功能，无须额外补充。而精子质量低于正常标准的男性可以适量补充叶酸以提高精子质量。

（赵善超　南方医科大学南方医院）

57 | 男性在备孕期可以吃鸡睾丸吗？

问题：

我和妻子准备生育，听说男性在备孕期吃鸡睾丸可以增强性功能，请问是真的吗？

回答：

很多男性在备孕期会咨询食用哪些食物有益。一般情况下，建议备孕期男性先进行精液检查，之后根据精液检查的结果进行相应的食疗。如果备孕期男性的精液正常，是没有必要食用动物睾丸的。

民间有"以形补形"的说法，故很多性功能不佳的男性会食用含有鸡睾丸的食疗方，如鸡睾丸汤、双鞭壮阳汤等。服用动物睾丸类食物后性功能改善的传闻其实是有一定科学依据的：①从中医学角度来看，动物睾丸类食物大多性温热，具有补肾壮阳、益精强筋骨的作用，能改善肾阳虚的症状。②从药理学角度来看，这类食物中大多含有睾酮、雌二醇及孕酮等激素，可改善男性的性功能。但动物睾丸类食物也存在一些弊端，如鸡睾丸中含有大量的脂肪酸类物质，长期大量服用可能会增加肝、肾的负担。因此，建议备孕期性功能不佳的男性先到医院进行精液检查及常规的体格检查，倘若肝、肾功能不佳，或患有脂肪肝，那么不宜食用动物睾丸类食物。建议这类患者服用如淫羊藿、杜仲、巴戟天等药物，这些药物在起到激素样作用的同时，不会增加肝、肾的负担。在食疗方面，黄芪、五指毛桃等药物也可以起到代替动物睾丸类食物的作用。

（翁治委　广州中医药大学第一附属医院）

男性不育与优生优育

58 | 男性在备孕期不能服用哪些中药？

问题：

我和妻子准备生育，听说中药的不良反应小，故备孕期生病我们都使用中药治疗，请问男性在备孕期不能服用哪些中药？

回答：

根据药理学研究，常见的影响备孕的中药如下。

（1）雷公藤：其具有抗生育作用，主要是抑制精子活性及精子生成。雷公藤常用于治疗类风湿关节炎、肾病综合征、白塞病（贝赫切特综合征）、麻风、自身免疫性肝炎、结节性红斑、肾炎及银屑病等。

（2）昆明山海棠：在动物实验中，昆明山海棠主要作用于精子细胞，长期服用易导致精子数量减少及精子畸形。临床中，昆明山海棠具有祛风除湿、活血止血、舒筋接骨、解毒杀虫的作用，常用于治疗慢性肾炎、红斑狼疮、癌肿、跌打骨折、骨髓炎及骨结核等疾病。

（3）穿心莲：动物实验发现，穿心莲具有抗精子生成作用。临床上，穿心莲常用于治疗肺热咳嗽、热毒痈肿。

除上述中药以外，有研究发现，苦瓜和大黄可使睾丸缩小、精曲小管生精上皮细胞受损；商陆、青藤、川楝子、槟榔、仙鹤草、五倍子具有杀精和抑制精子活性的作用；蛇床子、三尖杉可使精子畸形率升高；斑蝥和蝉蜕可使睾丸指数和贮精囊指数下降。但药效还与药物剂量相关，上述药物少量或适量服用，并不一定会对生育力带来永久影响。从中医学角度来说，以上药物大多性寒凉，久服可损伤脾阳，进而损伤肾阳，导致出现肾阳亏虚、性功能减弱、精子活力下降等情况。因此，男性在备育期间应注重阴阳调和，切勿过量服用寒凉之品。上述药物有其主治范围，在临床中可能部分处方会含有上述药物成分。因此，男性若需要长期服药，应向相应科室的医生表明自己的生育要求。科学备孕，优生优育很重要。

（翁治委　广州中医药大学第一附属医院）

59 男性在备孕期需要避开哪些工作环境?

问题：

我是一名厨师，近期和妻子准备生育，听说高温的工作环境会影响男性的生育力，请问是真的吗? 男性在备孕期需要避开哪些工作环境?

回答：

　　精子怕热不怕冷，睾丸生成精子所需的合适温度比体温还要低 1~2℃（人体温度超过 37℃就会对精子造成损害）。有些生活习惯，如将笔记本电脑直接放在双腿上使用，机身所产生的热量会使睾丸周围温度升高；穿牛仔裤等紧身裤，会使阴囊紧贴在附近的皮肤上，妨碍热量散发，使睾丸周围温度升高；泡温泉、蒸桑拿等行为，在厨房、锅炉房等高温环境下工作，都会使睾丸处于高温环境，均会损害睾丸的生精功能，造成精子数量和质量下降，引起男性不育。

　　备孕期男性应尽量避免上述生活习惯和高温环境。放射线、有机溶剂（如苯、二硫化碳及甲醛等）及重金属（如铅、汞、铝、铜、镉、锰、镍、铬及砷等）等会造成精子数量和活力下降、精子畸形率和 DNA 碎片率升高，引起男性不育。因此，电焊工人、电池厂工人、印刷工人、油漆工人、装修工人及建筑工人等，都是容易损害男性生育力的高危职业。

　　　　　　　　　　　　　（高　勇　中山大学附属第一医院）

60 | 手机放在裤袋里会影响生育吗？

问题：

我和妻子准备生育，听说手机有辐射，请问平时将手机放在裤袋里会影响生育吗？

回答：

辐射分为电离辐射和电磁辐射。手机等移动电子设备产生的辐射是电磁辐射，这与大众所熟知的 X 射线等电离辐射不同。X 射线能量高，如果人体累积暴露于超过安全剂量的 X 射线，就会对身体造成危害。而电磁辐射能量较低，相对是安全的。

虽然有研究得出"手机电磁辐射影响精子质量"的结论，但男性无须过于惊慌。在这些研究中，有的是将精子放在通话的手机旁数小时，再检测到精子质量下降，相当于把手机放在睾丸旁再通话数小时，这是日常生活中一般不会出现的情况，也没有排除放置于体外环境对精子造成的影响；有的则是通过志愿者的自述得出使用手机影响精子质量的结论，并没有排除年龄、遗传及生活环境等其他因素的影响。基于这些"粗浅"数据得出的结论是缺乏说服力的，故世界卫生组织（World Health Organization，WHO）表示"目前尚无证据证实手机产生的电磁辐射会影响人体健康"。

虽然手机产生的电磁辐射一般是安全的，但使用手机所伴随的其他事件却可能影响人体健康。例如，由于长时间使用手机，使用者容易缺乏睡眠和运动，而熬夜和肥胖都会导致生育力下降。此外，由于精子对温度十分敏感，若将发热的手机放进裤袋里，将导致精子数量和质量下降。因此，无论男性使用手机与否，都建议保持良好的生活习惯，并坚持规律运动，让睾丸远离热源。

（易　翔　香港大学深圳医院）

61 | 备孕期男性需要多运动吗？

问题：

我和妻子准备生育，初次精液检查的结果显示精子浓度和活力正常，听说多运动可以提高精子质量，于是我每天大量运动，但 1 个月后复查精液发现精子浓度降到 500 万/ml，活力仅 30%，且未发现前向运动精子，医生认为这种情况源于过量运动，请问怎样运动才能提高精子数量和质量呢？

回答：

有研究报道，多参加体育锻炼可以避免肥胖、增强体质、有效减压、提高机体免疫力、预防疾病发生及改善精子质量，但应注意以下几点。

（1）锻炼强度要适中，不可剧烈运动。最好选择对身体有一定锻炼效果，又不会过度劳累的运动。适量运动的标准为运动结束后四肢不酸痛、神清气爽、不疲劳。适量运动既锻炼了男性的肌肉、臂力、腰和背等，也能提高精子数量和活力，为备孕创造条件。因此，建议备孕期男性每周锻炼2~3次，每次30~60分钟。

（2）把握何时开始运动。男性应在备孕前3~6个月开始运动。精子从精原细胞、精母细胞、精子细胞到成熟精子需要约3个月，故运动要遵循精子的产生周期，至少要提前1~2个周期才能起效。

（3）不是所有的运动都有益于精子质量。建议备孕期男性选择慢跑、快走及游泳等运动，也可以选择瑜伽。但不要选择马拉松和长距离骑车等运动方式，它们会使睾丸温度上升，破坏精子产生的低温环境。

（4）细节影响结果。男性在运动时不要穿紧身裤，运动后洗澡水不要过热，也不宜蒸桑拿，因为阴囊的温度比体温低1~2℃，精子对温度比较敏感，高温会使精子活力降低或杀死精子。

（汪李虎　广东省妇幼保健院）

62 | 久坐会影响生育吗？

问题：

我从事文案工作，每天上班都会久坐，听说久坐会影响男性的生育力，请问是真的吗？

回答：

长时间坐位或骑车等久坐行为会导致男性生殖器官（睾丸、附睾、前列腺及精囊腺）血液循环不畅，使男性生殖器官功能下降，可能会引起不育和性功能障碍。久坐使男性易患慢性前列腺炎和附睾炎，还会导致睾丸温度升高，严重损害睾丸的生精功能，这些都会导致精子质量下降。建议久坐的男性至少每隔30分钟站起来活动一会儿。

（高　勇　中山大学附属第一医院）

63 | 内裤材质会影响生育吗？

问题：

我听说男性内裤的材质也会影响生育，请问是真的吗？男性选择内裤需要注意什么？

回答：

内裤与生殖器官紧密接触，选购时有一些注意事项。

化纤类内裤可能会导致男性发生少精子症。有研究发现，穿纯聚酯内裤的男性，14个月后，近40%精子数量明显减少；穿半棉半聚酯混纺内裤的男性，10个月后，约9%精子数量下降；穿纯棉内裤的男性，精子数量没有变化。原因在于，化纤类内裤会提升睾丸温度，降低血浆激素水平。此外，化纤类内裤还会在阴茎周围产生静电场，削弱男性的性功能。而棉质内裤有吸汗不易干的特点，故多汗体质、经常驾车的男性不宜经常穿纯棉内裤，可以选择吸汗且易干材质的内裤。过紧的内裤会使阴茎受到压迫，长时间会导致阴茎变形。因此，男性应选择松紧舒适的内裤。此外，内裤最好单独手洗，不要与其他衣物混合在一起洗涤，以避免污染。

（高　勇　中山大学附属第一医院）

男性不育与优生优育

64 泡温泉会影响生育吗？

问题：

我很喜欢泡温泉，听说泡温泉可能会影响男性的生育力，请问这种说法有道理吗？

回答：

这种说法是有道理的。睾丸是产生精子的场所，而阴囊是睾丸的温度调节"设备"，其温度应比正常体温低 1~2℃，以保证精子健康生成。因此，阴囊在结构上必须"悬挂"在体外，以减少体温对其的影响。

有学者对喜欢蒸气浴（桑拿浴）的男性做过相关研究。结果发现，多次蒸气浴后，这些男性的精子数量减少、精子活力减弱、未成熟精子和畸形精子的数量增加。进一步的研究表明，如果男性每周泡温泉或热水浴 3~4 次，且温度在 40℃以上，其产生的未成熟精子或畸形精子的比例均明显升高，且随着水温增高和洗浴次数增加，正常精子的数量和活力也随之下降，长期可导致男性不育。但偶尔泡一两次温泉，影响不大。

（高　勇　中山大学附属第一医院）

第 5 章

男性不育的药物治疗和手术治疗

65 对于精子异常，药物能治愈吗？

问题：

我的精液检查结果显示精子异常，我不想做手术，也暂时不想做试管婴儿，请问药物治疗能解决吗？

回答：

轻中度的精子异常，如少精子症、弱精子症、畸形精子症、精子顶体反应异常及精子 DNA 碎片率过高等，通过治疗，大部分都能改善或治愈。而严重的少精子症、弱精子症及畸形精子症，可能需要治疗较长时间才能改善，有一部分患者很难完全恢复正常，需要借助试管婴儿等辅助生殖技术获得生育。

无精子症比较复杂，应先通过检查进行分类诊断，再决定治疗方式。绝大多数无精子症患者是不能单纯通过药物治疗来使精液中出现精子的，需要借助试管婴儿获得生育。

精子异常的治疗不仅有药物治疗，还包括生活保健和手术治疗，这3种治疗方法有时要联合使用，最好是能找到造成男性不育的病因，针对病因进行治疗，效果会比较好。

一个完整精子的产生周期是3个月，故治疗精子异常的药物一般以3个月为1个疗程，需要连续治疗3~6个月。在治疗过程中，弱精子症患者可以每月复查1次，少精子症、畸形精子症、精子顶体反应异常及精子DNA碎片率过高患者可以每2~3个月复查1次。在治疗过程中，医生应根据精液检查结果和患者的反应来调整用药。如果在治疗过程中精子异常没有明显改善，说明患者病情比较严重，建议及时更换药物治疗方案；如果患者用药治疗6个月或更久，女方还是没有自然妊娠，可以考虑借助人工授精或试管婴儿等辅助生殖技术来生育后代。一些严重的少精子症、弱精子症、畸形精子症及无精子症患者，可以直接采用试管婴儿等辅助生殖技术来生育后代。

（高　勇　中山大学附属第一医院）

66 | 非梗阻性无精子症患者使用性激素类药物有效吗？

问题：

我和妻子结婚 2 年多了，妻子一直没有妊娠，我去医院检查后被诊断为非梗阻性无精子症，需要做手术取精，听说非梗阻性无精子症患者可以尝试性激素药物治疗，请问性激素药物治疗有效吗？

回答：

非梗阻性无精子症是指各种原因引起的睾丸生精功能下降或睾丸衰竭，睾丸只能产生极少量精子或不能产生精子，在射出的精液中找不到精子的情况。引起非梗阻性无精子症的原因较多，不同原因引起睾丸生精功能异常的机制不一样。

正常情况下，睾丸产生精子必须具备 2 个前提条件：一是睾丸的组织结构完好无损；二是调节睾丸生精功能的性激素水平正常。两者同样重要，缺一不可。据此，业内将非梗阻性无精子症的病因分为睾丸因素和睾丸前因素。前者一般是指各种直接损伤睾丸组织结构的因素（如外伤、化学药物、高温、精索静脉曲张、睾丸炎、隐睾、基因异常或不明原因等）；后者则是指通过引起性激素水平（如促性腺激素缺乏）或性激素功能异常，间接

男性不育与优生优育

导致睾丸组织结构异常的因素。前者通常不可逆转，而后者往往可以纠正。

　　不同原因引起的非梗阻性无精子症，治疗方法不相同。如果是由睾丸因素引起的，睾丸的组织结构本身已受到破坏，而调节睾丸生精功能的性激素并不缺乏，此时通过调节性激素水平来进行治疗一般是无效的，需要通过手术来获得精子。如果是睾丸前因素引起的，如促性腺激素缺乏引起的无精子症，通过补充促性腺激素，大部分患者的睾丸生精功能将会显著改善，精液中可以找到精子，部分患者的配偶可自然受孕。即使精液中没有精子，通过补充促性腺激素，手术找到精子的概率也会大大增加。

　　因此，建议本例患者咨询正规医院的男科医生，进行相应检查，如果是由性激素水平低下、促性腺激素缺乏引起的非梗阻性无精子症，性激素类药物治疗是有效的。对于其他情况，一般不建议患者接受性激素类药物治疗。

（宋明哲　深圳中山泌尿外科医院）

67 | 对于精子异常，中药治疗有效吗？

问题：

我的精液检查结果显示精子异常，请问中药治疗能改善吗？

回答：

对于精子异常，从西医角度来看，除消除致病因素外，多给予对症治疗，常采用激素治疗和人类生殖辅助技术，但存在成功率不高等问题。中医中药特色疗法具有几千年的历史，有其独特优势。

那么该如何应用中医中药特色疗法治疗精子异常？大致遵循以下3个原则：①根据临床检查进行诊断，采用某些专病的专方或专药。②根据"肾藏精，主生殖"的原理，从肾论治。③给予针灸等其他特色疗法。

下面介绍3个精子异常属虚证的专方。

（1）益肾强精方（偏肾阳虚）：淫羊藿15 g，肉苁蓉10 g，制首乌15 g，枸杞子12 g，制黄精15 g，当归10 g，熟地黄20 g，川续断10 g，狗脊10 g，山萸肉12 g，锁阳10 g，大枣20 g。

（2）益肾生精方（偏肾阳亏）：熟地黄25 g，山药15 g，枸杞子10 g，山茱萸10 g，怀牛膝10 g，菟丝子15 g，龟板（先煎）12 g，鳖甲（先煎）12 g，牡丹皮 10 g，天冬、麦冬各 10 g，大枣 20 g。

（3）养血益精方（偏气血两虚）：党参 15 g，北黄芪 10 g，白术 10 g，白芍 10 g，当归 10 g，熟地黄 15 g，茯苓 10 g，川芎 10 g，肉桂（后下）5 g，制首乌 15 g，黄精 15 g，大枣 20 g。

以上专方可根据临床辨证施治，分别"对号入座"。一般每服 6 天停 1 天，连续 4~5 周饮用，复查精液，精子质量将有一定程度的改善和提高。而精子异常属郁、瘀、痰、湿热等实证类型者，不适合使用上述专方。

（高　勇　中山大学附属第一医院）

68 | 哪些手术能改善男性的生育力？

问题：

我和妻子结婚多年，妻子一直未妊娠，检查发现问题出在我身上，针对我的情况，医生认为药物治疗效果不佳，建议我行手术治疗，请问目前有哪些手术能改善男性的生育力？

回答：

手术是治疗男性不育、改善男性生育力的重要手段之一。目前，常见的手术治疗方式包括精索静脉结扎术、隐睾下降固定术、显微镜下附睾输精管吻合术、经尿道射精管口切开术、精囊镜手术、睾丸穿刺取精术、经皮附睾穿刺取精术及显微镜下睾丸取精术等，医生会根据患者的具体情况进行评估和选择。

（高　勇　中山大学附属第一医院）

69 | 不育伴精索静脉曲张需要手术治疗吗？

问题：

我被诊断为不育，且有较严重的精索静脉曲张，医生告诉我两者之间是有关系的，建议我做手术，请问不育伴精索静脉曲张需要手术治疗吗？

回答：

多数情况下，精索静脉曲张对男性的身体健康和生育力没有影响，无须治疗。对于需要治疗的精索静脉曲张，首选药物治疗、生活习惯调整等非手术治疗，可使用生物类黄酮、七叶皂苷素等药物。药物治疗的效果不理想时，患者可以尝试手术治疗。因此，不是所有的精索静脉曲张都需要做手术。

手术治疗精索静脉曲张的目的是消除精索静脉反流，故一般认为精索静脉有反流的精索静脉曲张患者才可能需要做手术，手术的适应证如下。

（1）精索静脉曲张合并精子质量异常，可以先使用药物治疗，如果药物治疗的疗效不理想，可以尝试手术治疗，有一部分患者术后精子质量会有所改善。

（2）精索静脉曲张引起的阴囊坠胀、疼痛等不适感较严重，明显影响了生活质量，经药物治疗等非手术治疗改善不明显者，可行手术治疗，有一部分患者的阴囊坠胀、疼痛等不适感在术后会有所改善。

精索静脉曲张的手术方法包括介入技术（顺行或逆行）和手术治疗，目的都是消除精索静脉反流。介入技术分为栓塞和硬化剂2种。手术治疗主要是精索静脉结扎术，包括传统的经腹股沟途径、经腹膜后途径、经腹股沟下途径精索静脉结扎术，显微镜下腹股沟途径或腹股沟下途径精索静脉结扎术，以及腹腔镜精索静脉结扎术等。有研究显示，显微镜下腹股沟途径或腹股沟下途径精索静脉结扎术是效果较佳的手术方式。但患者在精索静脉曲张手术后可能存在精液质量提高不明显甚至下降、不育情况不能改善、阴囊坠胀和疼痛等不适感仍存在甚至加重及术后精索静脉曲张复发等结果。因此，发现精索静脉曲张时，男性不要盲目做手术，应先咨询正规医院的男科或泌尿外科医生，评估病情，再选择合理的治疗方法。

（高　勇　中山大学附属第一医院）

70 | 梗阻性无精子症需要做哪种手术？

问题：

我被诊断为梗阻性无精子症，但睾丸功能正常，经过检查和评估后，医生说我这种情况需要手术，请问具体要做哪种手术？

回答：

睾丸生精功能正常（睾丸活检发现有较多成熟精子），由于精子输出通道存在梗阻，造成射出的精液中找不到精子，这种无精子症称为梗阻性无精子症。根据精子输出通道的梗阻部位，梗阻性无精子症分为以下类型：①双侧附睾炎或附睾结核引起的附睾炎性梗阻；②射精管口发育不良、前列腺囊肿、精囊炎及尿道热疗等引起的射精管梗阻；③先天性双侧输精管缺如或发育不良；④先天性双侧精囊缺如或发育不良；⑤先天性双侧附睾缺如或发育不良；⑥输精管结扎手术、隐睾或疝气手术误扎输精管等引起的输精管梗阻；⑦睾丸炎引起的睾丸内梗阻或睾丸附睾连接部梗阻。

梗阻性无精子症的治疗方式主要有 2 种：①试管婴儿，先通过睾丸或附睾的取精手术获得精子，再通过卵细胞质内单精子注射和胚胎移植生育后代。几乎所有的梗阻性无精子症患者都可以采用试管婴儿等辅助生殖技术生育后代，故梗阻性无精子症又被称为"可治愈的无精子症"。②一小部分梗阻性无精子症患者可以通过外科手术复通输精管道，使精液中重新出现精子，再根据精子的数量和质量、女方的身体情况，选择自然性生活、人工授精或试管婴儿等方式生育后代。

梗阻性无精子症的外科手术主要包括以下类型：①睾丸或附睾的取精手术，包括睾丸穿刺取精术（适用于睾丸体积大于 6 ml 的患者）、经皮附睾穿刺取精术（适用于附睾肿大者）。②输精管道复通手术，包括显微镜下附睾输精管吻合术（适用于附睾炎性梗阻）、显微镜下输精管吻合术（适用于输精管梗阻）及经尿道射精管切开术（适用于射精管梗阻）。男性的生殖管道非常细，在显微镜下才能进行精细的吻合复通手术，故上述微创和显微男科手术对于设备和主刀医生技术的要求很高。目前，国内做微创和显微男科手术比较好的医院主要有中山大学附属第一医院、北京大学第三医院等。

（高　勇　中山大学附属第一医院）

71 | 什么是显微镜下睾丸取精术?

男性不育与优生优育

问题:

我的睾丸功能异常,且精液检查很难找到精子,导致多年不育,听说显微镜下睾丸取精术可以在睾丸内找到少量精子,请问显微镜下睾丸取精术是怎么回事?我可以做吗?

回答:

对于染色体异常(最常见的情况是多了一条染色体,即47, XXY)、睾丸严重发育不良及睾丸炎症萎缩等导致的睾丸生精衰竭、无精子症,既往缺乏有效的治疗手段,许多医生都会建议那些睾丸体积小、性激素水平高(卵泡刺激素水平高)、染色体异常(47, XXY)的患者放弃尝试睾丸活检取精,可申请供精生育或领养孩子,这是因为传统的活检方法(无论是切开活检还是细针穿刺活检)很难为这些严重生精障碍的患者找到精子。但随着显微镜下睾丸取精术的开创及其不断改进,睾丸取精的成功率显著提高,生殖技术的"藩篱"正逐渐被突破,很多无助的患者希望重燃。有研究表明,即使是生精功能严重低下的患者,睾丸中仍可能残留部分有活力的生精组织,只是这些组织过于稀少,故传统的活检方法难以找到它们。而借助显微镜手术放大 15~20

倍后，找到这些生精组织的概率将增加约35%。

目前，睾丸体积小、卵泡刺激素水平明显升高，甚至47, XXY染色体异常，都不会降低找到精子的概率，睾丸体积小至2 ml（约花生米大小）找到精子的概率与体积正常的睾丸相同，精曲小管发育不全（47, XXY）患者找到精子的概率约为50%。

（高　勇　中山大学附属第一医院）

第 6 章

辅助生殖技术

72 | 什么是人工授精？

问题：

我的精子质量较差，结婚多年妻子一直未妊娠，医生推荐我们做人工授精，请问人工授精该怎么做？效果如何？

回答：

人工授精是指在女性排卵日通过导管，用注射器将优化处理的精液经阴道注入女性子宫腔内，以获得妊娠的辅助生殖技术。人工授精除了可用于女性因子宫颈因素（如子宫颈狭窄）、子宫内膜异位症导致的不孕，以及不明原因的不孕外，还可以广泛用于由男性因素导致的不育。

在自然受孕的过程中，精子通过女性的生殖道时会发生大量损失，而人工授精可以帮助精子跨越子宫颈屏障，增加到达输卵管远端受精部位的精子数量，从而提高受孕率。

人工授精属于精子通过自由竞争来与卵子受精的妊娠方式，成功率主要取决于精子质量，需要有较多活动精子。如果活动精子数量太少，人工授精的成功率极低。因此，医生一般不建议不育患者盲目选择做人工授精。

人工授精的平均妊娠率（做一次人工授精使女性妊娠的概率）为 20%。除了精子质量，人工授精的成功率还受超促排卵技术、人工授精操作者的技术及女性配偶的年龄和子宫情况等因素影响。与试管婴儿相比，人工授精的操作简单方便，且花费少、侵袭性小、对女性来说比较安全。因此，如果男性的精子质量和女性的情况达到了人工授精的基本要求，一般建议先做 2~3 次人工授精，如果人工授精不成功，再做试管婴儿。

（高　勇　中山大学附属第一医院）

73 | 适合做第一代试管婴儿的情况有哪些？

问题：

我和妻子结婚 2 年了，一直未避孕，但妻子也未成功受孕，听说第一代试管婴儿成功率较高，请问我们可以做吗？

回答：

第一代试管婴儿［体外受精胚胎移植术（IVF-ET）］是指从不孕女性体内取出卵子，在体外与丈夫的精子完成受精并培养形成早期胚胎（卵裂期胚胎或囊胚），然后移植回女性的子宫，使其在子宫腔内着床并继续发育形成胎儿的过程。该技术发展至今已有40余年，总体来说安全有效，但并不是所有人都适合做第一代试管婴儿。

IVF-ET主要适用于：①女性双侧输卵管堵塞、双侧输卵管结扎术后、反复异位妊娠或既往手术提示严重盆腔粘连；②子宫内膜异位症合并不孕；③高龄（年龄≥40岁）合并不孕；④卵巢功能减退合并不孕；⑤排卵异常、不明原因不孕、免疫性不孕及男方患有轻度少精子症、弱精子症，通过其他常规治疗（如人工授精）无法成功妊娠时。

总体来说，IVF-ET主要用于解决女方因素导致的不孕。对于一些输卵管通畅的排卵障碍患者，通常可以通过诱导排卵后指导性生活或人工授精顺利妊娠，无须进行IVF。而有些女性未孕的根源在于男方患有严重的少精子症、弱精子症或染色体异常，这些问题是IVF无法解决的，需要行第二代试管婴儿甚至第三代试管婴儿。

因此，凡婚后有正常性生活，未避孕且未孕1年以上的夫妻，应及时到正规医院的生殖中心就诊，完善相关检查，排除禁忌证，与生殖专科医生共同商量决定助孕策略。

（文扬幸　中山大学附属第一医院）

74 | 适合做第二代试管婴儿的情况有哪些？

问题：

我和妻子结婚 2 年了，一直未避孕，但妻子也未成功受孕，检查发现我的精子数量和活力较差，听说男方精子质量差可以做第二代试管婴儿，请问我们可以做吗？费用和成功率如何？

回答：

第二代试管婴儿［卵细胞质内单精子注射（ICSI）］是在显微镜下，直接将单个精子注射入卵细胞质内使卵子受精，进而发育成受精卵和胚胎，再从中选择优质的胚胎移植到女方的子宫内，让其着床发育，使女方妊娠的技术。也就是说，这个精子必须依靠帮助才能与卵子结合。

中山大学附属第一医院生殖医学中心的数据显示，该中心 ICSI 的平均妊娠率（即做一次试管婴儿让女方妊娠的百分率）为 46.23%。包括检查费用和治疗费用在内，做一次第二代试管婴儿的总费用在 30 000~40 000 元。当然，由于每个人的病情不同，具体费用也会有所差异。

第二代试管婴儿主要适用于严重的不育患者，如严重的少精子症、弱精子症、畸形精子症患者，严重的精子顶体反应异常患者，通过睾丸或附睾取精术可以获得成熟精子的无精子症或射精障碍患者，以及做第一代试管婴儿受精率太低的患者。第二代试管婴儿是治疗男性严重不育的有效手段，理论上有几个活精子就有机会生育后代。

轻中度的精子异常（如少精子症、弱精子症、畸形精子症、精子顶体反应异常及精子 DNA 碎片率过高等）通过药物治疗，大部分都能改善，夫妻可自然妊娠或通过人工授精妊娠，一般不需要做第二代试管婴儿。

当然，第二代试管婴儿也存在一定风险。因为是通过人工直接将单个精子注射入卵细胞质内使卵子受精，没有经过卵子自然选择精子的过程，故注射的精子有可能存在缺陷，且穿刺卵子也会造成损伤，这些都有可能造成子代出现出生缺陷、畸形或某些疾病的风险升高。因此，第二代试管婴儿属于严格管控使用的辅助生殖技术，无适应证的患者不能使用。男性不育患者必须符合第二代试管婴儿的适应证，且由生殖中心的男科医生批准后才能进行。

（高　勇　中山大学附属第一医院）

75 | 适合做第三代试管婴儿的情况有哪些？

问题：

妻子2次妊娠1个月后就自然流产了，相关检查发现她的染色体异常，医生建议我们做第三代试管婴儿，请问什么情况下需要做第三代试管婴儿？

回答：

第三代试管婴儿［胚胎植入前遗传学检测（PGT）］是指在进行胚胎移植前，取胚胎的少量遗传物质进行检测分析，选择健康的胚胎进行移植的技术。该技术可以大大降低生育有遗传缺陷后代的概率。

第三代试管婴儿的主要适应证有以下几大类。

（1）染色体异常：包括相互易位、罗伯逊易位、倒位、致病性染色体微缺失或微重复等。

（2）单基因遗传病：如地中海贫血、肌营养不良症、脊髓性肌萎缩症、囊性纤维变性、血友病及遗传性耳聋等。

（3）高龄女性、不明原因的反复自然流产、既往有因胚胎染色体异常导致的自然流产、不明原因的反复胚胎种植失败。

目前，PGT只能避免致病基因明确的、可能造成重大出生缺陷的遗传病，且只能进行筛选，不能进行基因改造。

（沈晓婷　中山大学附属第一医院）

76 | 试管婴儿是代数越高，技术越好且成功率越高吗？

问题：

我和妻子结婚多年，妻子一直未成功受孕，医生建议我们做第一代试管婴儿，听说试管婴儿已经发展到了第三代，为何医生推荐我们做第一代试管婴儿？试管婴儿是代数越高，技术越好且成功率越高吗？

回答：

目前，试管婴儿的确已经发展到了第三代，但这并不是说第一代试管婴儿和第二代试管婴儿是落后的、被淘汰的技术。这3代试管婴儿的适用范围、成功率及安全性均不同。

首先，不同代数的试管婴儿是针对不同类型的疾病的，有不同的适用人群。第一代试管婴儿适用于女方因输卵管堵塞、排卵障碍等原因导致的不孕，男方精子基本正常或存在轻微异常。第二代试管婴儿适用于严重少精子症、弱精子症、无精子症等男性不育。第三代试管婴儿适用于有遗传病的夫妻，在第二代试管婴儿的基础上增加了胚胎植入前遗传学检测这一步。简单来说，试管婴儿的适用范围就是"一女""二男""三遗传"。

其次，不同代数试管婴儿的成功率和风险不同。第一代试管婴儿是精子和卵子自然受精，卵子会对精子进行自然选择，一般只有最优质的精子才能与卵子完成受精，这样获得的胚胎质量也比较好，受孕成功率较高，子代出现问题的风险较小，比较安全。第二代试管婴儿是因为男性精子数量太少或活力太差，不足以完成精卵自然受精，需要人工辅助将单个精子注射到卵子内，这样风险更大，因为用于注射的单个精子只是根据活动力和形态挑选的，没有经过卵子的自然选择，不知道精子内部质量如何，且穿刺注射卵子也会导致卵子受到损伤。因此，第二代试管婴儿发生胚胎质量差的可能性更大，受孕的成功率更低，子代出现问题的风险更大。第三代试管婴儿在第二代试管婴儿的基础上增加了胚胎植入前遗传学检测这一步，但从胚胎上获取细胞来进行检测需要切割和破坏胚胎，这使得子代出现问题的风险大大增加，且检测到健康胚胎的概率也较低，故受孕的成功率更低。因此，第三代试管婴儿的应用受到了国家法律法规的严格限制，只能用于致病基因明确、可能造成重大出生缺陷的遗传病。

总之，试管婴儿的代数越高，说明不孕不育夫妻的病情越严重，需要使用的技术越复杂，价格越高，但成功率逐渐降低，风险逐渐增高。一般来说，第一代试管婴儿价格最低，安全性和成功率最高。

77 | 睾丸取精和附睾取精哪个更好？

男
性
不
育
与
优
生
优
育

问题：

我和妻子结婚 2 年了，一直备孕却未成功，检查发现我患有无精子症，我们想做试管婴儿，听说睾丸取精和附睾取精均可以获得精子，请问我该选择哪种手术？

回答：

无精子症分为非梗阻性无精子症和梗阻性无精子症 2 类。非梗阻性无精子症是男性产生精子的睾丸出了问题，存在生精功能障碍，不能产生精子，或产生的精子数量太少而不能排出体外。梗阻性无精子症是睾丸可以产生精子，生精功能基本正常，但睾丸后的输精管存在梗阻，导致精子不能排出体外，如先天性输精管缺如或精囊发育不良、附睾炎引起的附睾梗阻、输精管结扎及射精管梗阻等。

睾丸是产生精子的器官，相当于精子的"工厂"。睾丸取精术就是通过穿刺或切开等方法将睾丸中的生精小管取出来，再将生精小管中的精子分离出来。通过睾丸取精术获取的睾丸精子，虽然刚取出时是不活动的，但为成熟的精子，是可以用于做试管婴儿的。睾丸中有干细胞，具有再生功能，做完取精术后的睾丸可以很快恢复，一般不会影响性功能。睾丸取精术包括睾丸切开取精术、睾丸穿刺取精术、显微镜下睾丸切开取精术等，适用于所有类型的无精子症。梗阻性无精子症患者一般采用睾丸穿刺取精术，非梗阻性无精子症患者可以采用睾丸穿刺取精术或显微镜下睾丸切开取精术。

附睾是睾丸和输精管之间的附属性腺，不仅是精子排出的必经通道，也是精子发育成熟和获得活动能力的器官，相当于精子的"加油站"和"仓库"。正常情况下，附睾又小又软，是很难摸到和穿刺的。但有些梗阻性无精子症患者由于输精管梗阻，精子排不出去，就会积聚在附睾中，造成附睾肿大，此时就比较容易通过针头将含有精子的附睾液抽吸出来。附睾取精术的主要手术方式是经皮穿刺附睾精子抽吸术，只适用于一部分梗阻性无精子症患者。该术式是用针穿刺附睾，抽吸出附睾液，并从中分离出精子，用于做试管婴儿。附睾取精术对手术器械的要求比较简单，容易操作和开展，但适用范围比较小，整体的取精成功率不如睾丸取精术。

值得注意的是，附睾取精术有 3 个缺点。第一，梗阻性无精子症患者附睾内的精子质量比较差，也不耐冷冻保存。因为输精管梗阻后，精子汇集到附睾中排不出去，就会老化和凋亡，并吸引大量的炎症细胞来吞噬和消灭精子，精子在附睾中受到的氧化应激损伤比较严重。有研究发现，使用附睾精子做试管婴儿的胚胎的发育潜能不如睾丸精子。此外，使用冷冻保存的附睾精子做试管婴儿的成功率也不如冷冻保存的睾丸精子。第二，附睾穿刺取精术会破坏附睾，可能会使患者丧失做手术复通输精管的机会。随着显微外科手术技术的发展和普及，很多附睾梗阻的患者可以通过显微镜下附睾输精管吻合术使输精管重新畅通，使射出的精液中重现精子。第三，附睾穿刺取精术不能判断睾丸内有无精子，容易误诊。有些不正规的医疗机构通过附睾穿刺取精术没有发现精子时，就告诉患者没办法获取精子了，让患者去人类精子库申请使用志愿者捐献的精子做人工授精，使患者失去了获得有自己血缘关系子代的机会，这是不妥的。其实，附睾穿刺取精术没有发现精子时，通过睾丸取精术还是有机会获取精子的。因此，附睾穿刺取精术不能代替睾丸取精术用于判断患者的生精功能。

　　因此，无精子症患者想要获取精子做试管婴儿，首选睾丸取精术。

　　　　　　　　　　　　（高　勇　中山大学附属第一医院）

78 胚胎移植后不着床该怎么办?

问题:

我和妻子都 40 岁了,做了试管婴儿 3 次,移植胚胎都不成功,请问该怎么办?

回答:

这种情况属于胚胎反复种植失败。胚胎反复种植失败的原因有很多种,包括医源性因素、母体因素及胚胎因素。

(1)医源性因素:包括促排卵方案不正确、胚胎培养环境不标准等。一个正规、成熟的生殖中心很少会出现这方面的问题。患者如果担心是由医源性因素导致的胚胎反复种植失败,可以就诊于更高级别的医疗机构进行助孕。

(2)母体因素:包括全身因素和局部因素。这些因素均会导致胚胎不容易在母体的子宫内种植。①全身因素,包括原发性疾病、生殖内分泌激素水平紊乱、特殊用药及体温高等。全身因素的相关病因一般比较明确,患者可以先处理原发性疾病,待病情稳定后再进行助孕。②局部因素,包括子宫病理解剖因素、免疫因素、易血栓因素、子宫着床窗变异及子宫异常收缩等,最常见是子宫内膜异常增生、慢性子宫内膜炎及子宫腺肌病等。医生可以在宫腔镜检查后给予对症治疗，如针对多发性子宫肌瘤进行刮除术、针对慢性子宫内膜炎进行抗生素治疗等。

（3）胚胎因素：包括胚胎质量异常和胚胎染色体异常。①胚胎质量与患者个人体质和生活习惯关系比较大。一般建议患者规律作息，早入睡，不要熬夜；科学、合理饮食，不要乱服用补品和中药；适量进行户外运动；必要时进行中医药调理治疗，或做腹腔镜检查。上述措施有助于改善胚胎质量。②胚胎染色体异常，在高龄女性患者中发生率高。40岁以上高龄女性的卵子老化、质量变差，导致超过 1/3 的胚胎都会出现染色体异常。尽管高龄女性可以使用第三代试管婴儿对胚胎染色体进行检测，有助于降低流产率，但其不会增加最终的抱婴率。

总之，夫妻应当尽早生育，如果要做试管婴儿，也要趁年轻尽早做。高龄女性的卵子质量变差，易导致胚胎出现问题，这是无法克服的自然规律。调整生活习惯和进行一些针对性的治疗有助于解决胚胎反复种植失败。

（李宇彬　中山大学附属第一医院）

79 | 试管婴儿可以选择性别吗？

问题：

我和妻子结婚 3 年多了，1 年前妻子因异位妊娠导致输卵管阻塞，不能自然妊娠，医生建议我们做试管婴儿，我想要男孩，请问试管婴儿可以选择性别吗？

回答：

第一代试管婴儿是指通过药物促进女性卵巢内的卵子发育成熟，并通过穿刺取卵技术将卵子取出体外，和丈夫的精子在体外结合形成胚胎，然后再通过移植技术将胚胎放入女性子宫内，从而达到助孕目的的技术。由于体外培养无法完全模拟人体子宫的环境，故胚胎在人体外发育的时间不能太长，一般是在精子与卵子结合后的 3~6 天将胚胎移植入母体子宫内。在这个阶段，胚胎只有 6~8 个细胞，是无法通过外观来判断性别的。因此，第一代试管婴儿和第二代试管婴儿是不能判断胚胎性别的。第三代试管婴儿通过极细的穿刺针从胚胎中吸取若干个细胞进行遗传学分析，可以判断胚胎性别，但其涉及有创性操作，会增加子代罹患疾病的风险，一般只能用于一些遗传病的检测，不能随意使用。更重要的是，我国法律规定，除了与性别相关的遗传病，不能对胚胎进行性别选择，如血友病，如果母亲是血友病致病基因携带者，如果生育男孩，则100%为血友病患者；如果生育女孩，则不会发病，有50%的概率为血友病致病基因携带者，50%的概率不携带血友病致病基因。因此，为了不生育血友病患儿，血友病致病基因携带女性可以通过第三代试管婴儿对胚胎进行选择，生育不携带血友病致病基因的女孩。

总之，尽管第三代试管婴儿可以对胚胎进行性别选择，但只能用于与性别相关的遗传病检测，因为我国法律不允许非医学指征的性别选择。

（高　军　中山大学附属第一医院）

80 | 女性多大后不宜做试管婴儿？

问题：

我妻子今年 46 岁，我们育有一女。我妻子平时身体健康，但月经不太规律，我们备孕一段时间了，她一直未成功受孕，请问高龄女性适不适合做试管婴儿？

回答：

第一代试管婴儿是指通过药物促进女性卵巢内的卵泡成熟，并通过穿刺取卵技术将卵子取出体外，和丈夫的精子在体外形成胚胎，然后再通过移植技术将胚胎放入女性子宫内，达到助孕目的的技术。

第一代试管婴儿的累积活产率（成功妊娠并生育）随着女性年龄的增长而下降，年龄<35岁的女性第一代试管婴儿的累积活产率为50%~70%，35~39岁的女性为30%~40%；40岁以上女性第一代试管婴儿的累积活产率骤然下降，40~43岁约10%，44~45岁<5%，超过45岁接近0。

女性的年龄是影响卵子和胚胎质量的关键因素，随着年龄的增长，胚胎染色体异常的发生率上升。产生一个染色体正常的胚胎，年龄<35岁的女性约需要4个卵子，35~39岁的女性需要5~7个卵子，40~43岁的女性需要约10个卵子，44~45岁的女性约需要20个卵子。但女性随着年龄的增长，卵巢的储备功能逐渐下降，也就是说，通过药物促排卵获得的卵子数量会随着年龄的增长减少。45岁以上的女性若卵巢储备功能低下，可能需要多次促排卵才有机会获得一个染色体正常的胚胎，且所花费的时间成本、经济成本大，但妊娠率极低。此外，即使45岁以上的女性能成功妊娠，高龄妊娠的风险也较大，容易发生流产、早产，且各种产科并发症如高血压、糖尿病等的发生风险高，严重威胁母婴安全；45岁以上的高龄女性精力、体力下降，不利于下一代的培养。综合以上因素，目前我国《人类辅助生殖技术规范》建议进行试管婴儿的女性年龄上限是45岁，女性超过45岁就不建议做试管婴儿了。

（陈明晖　中山大学附属第一医院）

81 哪些疾病影响做试管婴儿？

问题：

我和妻子结婚 1 年多了，妻子一直未成功受孕，去医院检查发现她的子宫很小，医生说自然妊娠的概率为 0，也不能做试管婴儿，请问女性有哪些疾病不能做试管婴儿？

回答：

根据以上描述，判断本例患者可能是先天性生殖道畸形——始基子宫。

女性的子宫在出生时是很小的，进入青春期后，随着雌激素的作用，子宫慢慢长大至拳头大小，并在卵巢激素的作用下，子宫内膜周期性地生长和脱落，形成月经。此时，子宫才具备生育功能。女婴在母亲体内时（妊娠 6~18 周）生殖器就已经完成分化，如果生殖器在分化的过程中出现问题，分化就会停止，进而出现始基子宫，但卵巢发育可以是正常的。因此，始基子宫患者的外观发育没有问题，但会出现月经不来潮的情况。

除了先天性子宫发育异常以外，还有以下情况是不能做试管婴儿的。

（1）夫妻双方任何一方患有生殖泌尿系统急性感染或性病，

男性不育与优生优育

包括淋病、梅毒、获得性免疫缺陷综合征、软下疳、淋病性淋巴肉芽肿、非淋菌性尿道炎、尖锐湿疣及生殖器疱疹等，必须在疾病治愈后才能做试管婴儿。

（2）夫妻双方任何一方患有《母婴保健法》规定的不宜生育的、目前无法进行胚胎植入前遗传学检测的遗传病，如夫妻双方一方为智力障碍，需要到特定机构进行智力评估才能判断是否能够生育。

（3）女方子宫不具备妊娠功能或患有严重的躯体疾病不能耐受妊娠，如女方患有生殖道畸形、严重心脏病、神经系统疾病、控制不佳的高血压、糖尿病及免疫性疾病（如系统性红斑狼疮）等，医学上判断女方不能耐受妊娠，则不能做试管婴儿。

（4）夫妻双方任何一方接触致畸量的放射线、有毒物质、药物并处于作用期，如任何一方刚进行了恶性肿瘤手术，术后需要进行放化疗，或正在服用精神类药物，这些情况均会导致胎儿畸形或流产，夫妻双方任何一方在用药期间及其后的一段时间内（需根据医生的判断）不能做试管婴儿。

（5）夫妻双方任何一方有吸毒等不良嗜好。毒品也会导致胎儿畸形或流产，同样不能做试管婴儿。

（高 军 中山大学附属第一医院）

82 地中海贫血患者能生育健康的后代吗?

问题:

我妻子被诊断为地中海贫血,听说这是一种遗传病,请问地中海贫血患者能生育健康的后代吗?

回答:

地中海贫血是一种常染色体隐性遗传病。目前,重型地中海贫血尚无有效的治疗方法,患者需要经常输血且医疗费用昂贵。

地中海贫血夫妻生育子代患地中海贫血的风险见图6-1。如果夫妻双方只有一方携带地中海贫血致病基因,或夫妻双方分别携带α-地中海贫血和β-地中海贫血这2种不同类型地中海贫血的致病基因(如女方为α-地中海贫血携带者,男方为β-地中海贫血携带者),也不会生育患有重型地中海贫血患儿的风险,可以自然妊娠。但若夫妻双方同时携带同种类型地中海贫血的致病基因(如双方都为α-地中海贫血致病基因携带者或双方都为β-地中海贫血致病基因携带者),会面临生育重型地中海贫血子代的风险,该风险为25%,但仍有75%的概率可以生育轻型地中海贫血子代(携带者)或正常子代。在这种情况下,地中海贫血夫

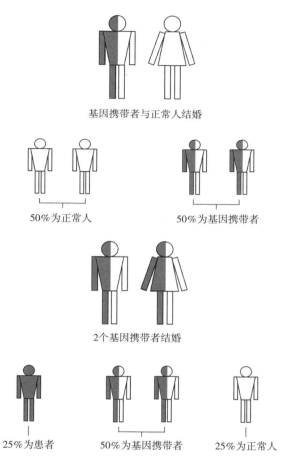

图 6-1　地中海贫血夫妻生育子代患地中海贫血的风险

妻生育方式的选择主要根据是否合并不孕、既往有无重型地中海贫血胎儿引产史及经济状况等决定。若无不孕因素，可以考虑自然妊娠，但要在妊娠中期进行产前诊断。该方式存在因重型地中海贫血需要引产的风险（25%）。若女性同时合并不孕，建议行第三代试管婴儿，可以选择不携带地中海贫血致病基因的胚胎进行移植，避免了妊娠中期因胎儿异常导致的引产。但第三代试管婴儿价格较为昂贵，一个周期费用约 60 000 元，成功率为 40%～50%。需要注意的是，第三代试管婴儿也有误诊的风险，概率约为 5%，故女性采用该技术受孕后，也必须行产前诊断进一步确诊。对于既往有多次引产史或引产后出现子宫内膜薄甚至宫腔粘连的患者，建议选择第三代试管婴儿，可以避免再次引产对子宫内膜造成的创伤。因为多次引产可能导致宫腔重度粘连，即使以后再做第三代试管婴儿，也难以妊娠。

（沈晓婷　中山大学附属第一医院）

83 做试管婴儿时取卵疼痛吗？有风险吗？

问题：

我妻子因双侧输卵管阻塞导致不孕，我们想做试管婴儿，目前促排卵已经 7 天了，听说取卵很疼痛，请问是真的吗？有风险吗？

回答：

不孕患者做取卵手术时，医生会在阴道超声引导下使用穿刺针经阴道穿刺卵泡，患者的体表没有可见的伤口，属于微创手术。在穿刺针通过阴道壁及穿刺卵泡时，患者或多或少会有疼痛感。不同患者对疼痛的敏感性不同，有些患者没有明显的疼痛感，而有些患者会感觉比较疼痛。如果患者的卵巢位置比较接近阴道穹隆，卵泡数不多，疼痛感会轻一些；如果卵巢位置较深（在子宫后方），或卵泡数多，疼痛感会比较明显。

手术前，护士一般会给患者注射镇痛药，以减少取卵手术引起的疼痛。如果手术有困难，用时较久，或患者惧怕疼痛，可请麻醉科医生对患者进行全身麻醉。

取卵手术的主要风险是感染、出血及损伤卵巢周围的脏器等。取卵前，为避免消毒剂对卵子可能造成的毒性作用，不能使用消毒剂消毒阴道，只能使用生理盐水冲洗阴道，故阴道并不是无菌的；取卵时，穿刺针需要经过阴道壁，有可能将阴道内的细菌带到盆腹腔，多数情况下患者可依靠自身的免疫力抵御细菌感染，但免疫力低下的患者可能会发生感染。此外，在取卵过程，穿刺针一般会经过阴道壁或卵泡表面的血管，可能会引起出血，凝血功能正常的患者出血时一般能自然止血，少数凝血功能低下的患者或取卵过程出现卵巢较大血管损伤的患者可能会发生大出血，这种情况需要住院治疗。有些患者盆腔粘连严重，周围器官如肠管粘连在卵巢附近，取卵过程中有出现肠管损伤的风险。总体来说，这些严重并发症的发生率很低，取卵手术的风险总体较小。

（陈明晖　中山大学附属第一医院）

84 做试管婴儿会造成卵巢早衰吗？

问题：

我妻子今年 22 岁，双侧输卵管阻塞，我们准备做试管婴儿，听说做试管婴儿要打很多促排卵针，请问这样会造成卵巢早衰吗？

回答：

卵巢早衰指女性 40 岁前出现闭经，一般由卵巢的卵泡储备提前耗竭引起。卵巢早衰一般与女性长期熬夜、精神压力过大及卵巢手术创伤有关。

女性在做试管婴儿时，需要使用促排卵药物促使多个卵泡发育，以获得较多数量的卵子，在体外受精后形成较多数量的胚胎供移植。育龄期女性在自然状态下每个月经周期只有一个优势卵泡发育成熟并最终排出卵子，在这个过程中还有其他相对处于劣势的卵泡处于"陪跑"状态，最终发生退化和闭锁，但这些没发育成熟的卵泡中的卵子也有受精并发育成胚胎的可能。女性在做试管婴儿的过程中，使用促排卵药物可挽救这些原本会被淘汰的劣势卵泡，而不会透支卵巢中正在休眠的储备卵泡。因此，促排卵药物一般不会引起卵泡储备提前耗竭，也不会引起卵巢早衰。目前，国内外的研究也没有发现试管婴儿会引起女性卵巢早衰的情况。但若一位女性多次做试管婴儿，进行反复多次的药物促排卵和穿刺卵巢取卵手术，确实会损害卵巢功能，引起卵巢的卵泡储备耗竭。

（陈明晖　中山大学附属第一医院）

85 | 试管婴儿的胚胎能保存多久？

问题：

我妻子 5 年前在医院做试管婴儿并成功生育 1 个孩子，现在我们想再生一个，我们上次冻存了 5 个胚胎，请问还能不能使用？

回答：

通常情况下，气温越低，食物可以保存越久，这是因为在低温状态下，生物体的代谢越低，其组织消耗越低，故保存越久。目前，冷冻的胚胎一般都是存储在液氮中的，常压下液氮的温度为−196℃，细胞代谢处于停滞状态，理论上可以无限期保存。

目前，有研究显示，6年内，不同的冻存时间对胚胎移植的妊娠率、种植率、活产率及新生儿出生缺陷等均无影响。因此，使用冷冻6年内的胚胎进行解冻移植是没有问题的。

那么冷冻更长时间有没有影响？理论上，液氮冷冻对胚胎的保存可以是无限期的，故很多生殖中心没有限定胚胎的冻存时间。迄今为止，全球报道的冷冻胚胎移植获得活产的最长冻存时间是25年，我国报道的冷冻胚胎移植获得活产的最长冻存时间是18年，预期未来还会出现更长时间冻存胚胎获得活产的病例报道。

目前，我国的相关指南建议，胚胎冷冻保存的时间不宜超过10年，且如果女性年龄≥52岁，则建议不再进行胚胎的冷冻保存、复苏及使用。这不单纯是冷冻安全性的考虑，也有基于母体健康及社会抚养等因素的考量。

（黄孙兴　中山大学附属第一医院）

第7章

精子捐献（精子库）与生育

86 | 哪些男性可以申请人类精子库的精子生育？

问题：

我和妻子结婚多年却未生育，检查后我被诊断为无精子症，听说我这种情况可以"借精生育"，请问哪些男性可以"借精生育"？

回答：

所谓的"借精生育"，是指不育男性申请使用人类精子库中匿名志愿者捐献的精子，通过供精人工授精或供精试管婴儿等辅助生殖技术使女方妊娠，以达到生育的目的。临床上，"借精生育"有严格的医学适应证，生殖中心必须遵照相关规定严格执行。

按照 2003 年我国卫生部发布的《人类辅助生殖技术规范》，

供精人工授精的适应证包括：①男方患有不可逆的无精子症；②男方患有重度少精子症、弱精子症及畸形精子症；③男方输精管复通失败；④男方射精障碍；⑤男方和（或）家族有不宜生育的严重遗传病；⑥母儿血型不合而不能得到存活的新生儿。

同时，女方也须经妇科医生全面检查，确认身体健康、生育力正常、输卵管通畅，并排除可能影响未来妊娠的各种因素。满足了这些条件，女方才可以做供精人工授精。

男方符合供精人工授精的适应证，女方同时存在试管婴儿的适应证（如双侧输卵管堵塞），则可进行供精体外受精-胚胎移植，也就是"供精试管婴儿"。

目前，人类精子库只提供精液，不提供供精人工授精或供精试管婴儿服务。想要进行供精人工授精的夫妻，应前往国家卫生健康委员会批准开展供精人工授精或供精试管婴儿的生殖中心咨询。符合条件的夫妻需要携带身份证和结婚证进行登记，并共同签署知情同意书，方可进行供精体外受精-胚胎移植。

（高　勇　中山大学附属第一医院）

87 | 使用人类精子库内精子生育的男性该如何选择精子？

问题：

我患有非常严重的无精子症，医生认为我可以申请人类精子库的精子生育，请问我该如何选择精子？具体流程是怎样的？

回答：

我国卫生部于 2003 年 10 月修订的《人类辅助生殖技术规范》《人类精子库基本标准和技术规范》《人类辅助生殖技术和人类精子库伦理原则》指出，对于不可逆的无精子症患者、男方和（或）家族有不宜生育的严重遗传病、母儿血型不合而不能得到存活新生儿者、输精管复通失败者、射精障碍者及严重的少精子症、弱精子症、畸形精子症患者，在知情同意原则下，可以向具有实施供精辅助生殖技术资质的人类辅助生殖机构申请使用供精通过辅助生殖技术生育后代。

目前，基于我国相关规定和条例中对于供精者和受精者的保密性、对于后代的管理等综合考虑，"借精者"需要先在有实施供精辅助生殖技术资质的人类辅助生殖机构进行生育力的评估和准入标准的核实。审核通过后，该人类辅助生殖机构应根据申请者和受精者的血型进行精液的匹配。由于国内外对于供精生育管理的差异，我国尚不许可"借精者"在很多细则方面对精子进行选择。具体流程见图7-1。

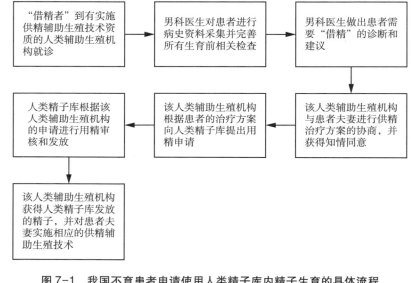

图7-1　我国不育患者申请使用人类精子库内精子生育的具体流程

（刘　晃　张欣宗　广东省生殖医院）

88 | 使用人类精子库内精子生育的后代有近亲结婚的风险吗?

问题:

我是一名大学生,有很多同学都捐赠了精子,美国有新闻报道,1 名精子捐献者被发现已有 150 个后代,那么那些"借精生育"的夫妻,万一使用的是同一位精子捐献者的精子,他们的儿女长大后互相不知道对方的身份,请问是不是有近亲结婚的风险?

回答:

上述新闻报道中的事情在中国几乎不可能发生。因为我国法律严格规定,一名供精者最多只能让 5 名女性妊娠。目前,全球大多数国家的供精妊娠次数为 1∶10。丹麦有欧洲最大的人类精子库,其供精妊娠次数为 1∶25。我国是全球供精妊娠次数最严格的国家。

那么,该如何确保精液的"限量供应"? 人类精子库都会建立一套监控机制,每份供应出去的精液都必须有使用情况的反馈,达到 5 次妊娠的精液,管理系统就会"报警",这份精液就会被冻结、销毁。每名供精者的档案都会在人类精子库中保留 70 年,如果仍担心有近亲结婚的风险,那么使用人类精子库内精子生育的后代可在结婚前到人类精子库进行查询。

89 使用人类精子库的精子生育后，供精者出现该怎么办？

问题：

使用人类精子库的精子生育后，若供精者出现，请问该如何处理？

回答：

我国法律规定，使用供精人工授精使妻子妊娠的丈夫，具有一切法定父亲的权利和义务。在我国，"供精使用"采取互盲原则，即人类精子库把精液提供给生殖中心时只附上一个数字代码，医生也不知道供精者的身份信息，受精者也无法得知。同样，供精者也无权询问谁使用了自己的精子。

按照《人类辅助生殖技术和人类精子库伦理原则》，"供精使用"中的互盲原则有3个：①供方与受方夫妻应保持互盲；②供方与实施人类辅助生殖技术的医务人员应保持互盲；③供方与后代保持互盲。受精夫妻不知道使用了谁的精子，供精者也不知道自己的精子给谁使用了。因此，使用人类精子库的精子生育后，受精夫妻无须担心供精者出现。

（高　勇　中山大学附属第一医院）

90 | 使用人类精子库的精子生育安全吗？

问题：

我患有严重的无精子症，医生建议我和妻子申请人类精子库的精子生育，我们担心供精者有健康问题，请问使用人类精子库的精子生育安全吗？

回答：

第一，我国的人类精子库是经国家卫生健康委员会批准，受国家卫生健康委员会监督管理，同时受县级以上地方人民政府卫生行政部门日常监督管理的，不得以营利为目的，利用超低温冷冻技术采集、检测、保存和提供精子。我国人类精子库的审批和设置都受到国家的层层监督和监管，是达到一定要求才能从事精子采集的机构。因此，我国的人类精子库是从国家层面进行管理的，是安全的。

第二，《人类精子库管理办法》中的多处细则保障了精子的安全性。例如，第十四条规定，精子的采集和提供应当严格遵守国家卫生健康委员会制定的《人类精子库基本标准和技术规范》和各项技术操作规程。第十五条规定，供精者应当是年龄在22～45岁的健康男性。第十六条规定，人类精子库应当对供精者进行健康检查和严格筛选，不得采集有下列情况之一的人员的精液：①有遗传病家族史或患遗传病；②精神障碍患者；③传染病患者或病源携带者；④长期接触放射线和有害物质者；⑤精液检查不合格者；⑥其他严重器质性疾病患者。第十九条规定，人类精子库采集供精者的精子后，应当进行检验和筛查。精子冷冻6个月后，经过复检合格，方可向经卫生行政部门批准开展人类辅助生殖技术的医疗机构提供，并向医疗机构提交检验结果。未经检验或检验不合格的精子，不得向医疗机构提供。严禁人类精子库向医疗机构提供新鲜精子。严禁人类精子库向未经批准开展人类辅助生殖技术的医疗机构提供精子。

第三，《人类精子库管理办法》中还有许多细则上的限制，为确保精子的安全性提供了有效保障。中国人类精子库中合格的供精者必须是中国公民，年龄在22～45岁，身体健康，同时应达到相应的健康检查标准，包括：①无畸形体征，心、肺、肝及脾等的检查均无异常，四肢无多次静脉注射的痕迹，生殖系统发育良好且无畸形，无生殖系统溃疡、尿道分泌物及生殖系统疣等疾病，染色体核型分析正常，乙型肝炎及丙型肝炎等检查正常，梅毒、淋病、获得性免疫缺陷综合征、衣原体、支原体、巨细胞病毒、风疹病毒、单纯疱疹病毒及弓形体等检查呈阴性，精液常规细菌培养无致病菌感染。②精液液化时间<60分钟，精液量>2 ml，精子浓度>60 百万/ml，存活率>60%，精子正常形态率>30%，前向运动精子冷冻复苏率≥60%等。③无同性恋史及多个性伴侣等。对所供精液的用途、权利及义务完全知情并签订供精知情同意书者才能够成为合格的供精者。

综上所述，我国人类精子库的精子是安全的。

（刘　晃　张欣宗　广东省生殖医院）

91 怎样才能成为人类精子库的供精者？

问题：

请问怎样才能成为人类精子库的供精者？

回答：

2003 年我国卫生部发布的《人类精子库基本标准和技术规范》规定，我国人类精子库的供精者必须是中国公民，达到供精者健康检查标准，对所供精液的用途、权利及义务完全知情并签订供精知情同意书，同时要通过初步筛查和再次复查才可以供精。

（1）供精者的初筛：供精者的年龄必须在 22~45 岁，能真实地提供本人及家族成员的一般病史和遗传病史。

1）病史：①供精者不能有全身性疾病和严重的器质性疾病，如心脏病、糖尿病、肺结核、肝病、泌尿生殖系统疾病、血液系统疾病、高血压、精神障碍及麻风病等。②供精者应无长期接触放射线和有毒有害物质等情况，没有吸毒、酗酒、嗜烟等不良嗜好，以及无同性恋史、冶游史。③供精者过去 6 个月不可有多个性伴侣，排除性病（包括获得性免疫缺陷综合征）。④供精者应没有性病史，如淋病、梅毒、尖锐湿疣、传染性软疣、生殖器疱疹、获得性免疫缺陷综合征、乙型肝炎及丙型肝炎，并排除性伴侣患有性病、阴道滴虫病等情况。

2）家系调查：供精者不应有遗传病史和遗传病家族史。例如：①染色体病，应排除各种类型的染色体病；②单基因遗传病，应排除白化病、血红蛋白异常、血友病、遗传性高胆固醇血症、神经纤维瘤病、结节性硬化症、β-珠蛋白生成障碍性贫血（β-地中海贫血）、囊性纤维变性、家族性黑矇性痴呆、葡萄糖-6-磷酸脱氢酶缺乏症、先天性聋哑、Prader-Willi 综合征及遗传性视神经萎缩等疾病；③多基因遗传病，应排除唇裂、腭裂、畸形足、先天性髋关节脱位、先天性心脏病、尿道下裂、脊柱裂、哮喘、癫痫、幼年糖尿病、精神障碍、类风湿关节炎、严重的高血压及严重的屈光不正等疾病。

（2）供精者的体格检查：包括一般体格检查和生殖系统

检查。

1) 一般体格检查：供精者必须身体健康，无畸形体征，心、肺、肝及脾等的检查均无异常，同时应注意四肢有无多次静脉注射的痕迹。

2) 生殖系统检查：供精者的生殖系统发育良好，无畸形，无生殖系统溃疡、尿道分泌物及生殖系统疣等疾病。

（3）供精者的实验室检查：包括染色体检查和性病的检查。

1) 染色体检查：供精者的染色体核型分析应正常，排除染色体异常的供精者。

2) 性病的检查：①乙型肝炎和丙型肝炎等检查正常；②梅毒、淋病、获得性免疫缺陷综合征等检查呈阴性；③衣原体、支原体、巨细胞病毒、风疹病毒、单纯疱疹病毒及弓形体等检查呈阴性；④精液应进行常规细菌培养，以排除致病菌感染；⑤ABO血型及 Rh 血型检查。

（4）至少每隔 6 个月对供精者进行一次全面检查，若供精者出现下列情况，应立即取消供精资格：①生殖器疣；②生殖器疱疹；③生殖器溃疡；④尿道异常分泌物；⑤供精者有新的性伴侣；⑥精液冻存 6 个月后，须再次对供精者进行人类免疫缺陷病毒（human immunodeficiency virus，HIV）检测，阴性方可使用该冷冻精液。

从我国各大人类精子库收集的供精者的人群分布信息来看，目前我国主要的供精者为在校大学生、部队官兵、公务员或事业单位人员，学历水平相对较高，平均可达本科学历。

（刘　晃　张欣宗　广东省生殖医院）

92 | 如何申请精子捐献？多次捐赠精子会影响身体健康吗？

问题：

我是一名大学生，请问如何申请精子捐献？多次捐赠精子会影响身体健康吗？

回答：

符合问题 91 中相关条件的中国公民可到所在地区的人类精子库申请精子捐献。《人类精子库管理办法》规定，供精者只能在一个人类精子库捐献精子。人类精子库应当建立供精者档案，对供精者的详细资料和精子使用情况进行计算机管理并永久保存。人类精子库应当为供精者和受精者保密，未经供精者和受精者同意不得泄露有关信息。具体流程见图 7-2。

男性将精液排出体外的方式有自慰、性生活及遗精等。精子捐献通过自慰射精，与正常的性生活射精是类似的。正常男性每次的射精量在 2~6 ml。正常情况下，当精液达到一定量后，男性体内也会

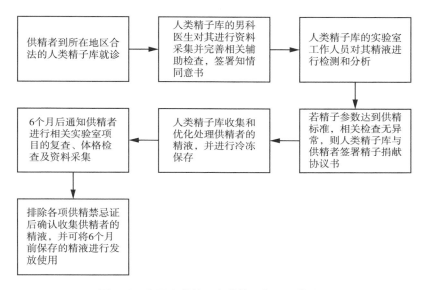

图7-2　我国人类精子库的精子捐献具体流程

出现"精满自溢"的现象，故正常男性每周应排精 1~3 次，多次捐精并不会影响男性的身体健康，但个别男性会感到身体疲劳、无力。

对于一些患有基础疾病的男性，如心脑血管疾病或其他隐匿性疾病，当他们在射精时，身体处于兴奋状态，随着人体肾上腺激素的分泌，会导致心搏加速、血压上升，可能会发生猝死。此外，个别供精者在感冒、发热等身体不适状态下射精，也容易出现不良后果，故男性若存在隐匿性疾病，尤其是心脑血管疾病，或身体处于某些疾病的发病期，就不适合捐献精子。

（刘　晃　张欣宗　广东省生殖医院）

第 8 章

男性需要了解的女性生育知识

93 | 备孕前女性需要做哪些检查？

问题：

我妻子今年 30 岁，我们结婚 1 年了，近期准备生育，请问备孕前女性需要做哪些检查？

回答：

女性在育龄期进行备孕前，首先要了解身体的一般情况，可进行常规的体格检查，了解肝功能和肾功能，血常规和尿常规，以及肝、胆、胰、脾等的彩色多普勒超声检查结果有无异常。健康的身体是女性顺利孕育胎儿的前提。女性还可以进行优生五项检查，包括弓形虫、巨细胞病毒、风疹病毒、单纯疱疹病毒Ⅰ型和Ⅱ型检查，这些病原体感染可能会引起胎儿畸形或流产，故建议女性在备孕前进行检查。如果女性有家族遗传病，那么应先咨询遗传病学专家，了解疾病的遗传规律及是否需要借助医学手段来避免下一代遗传该病。另外，女性在备孕前应注意月经周期。月经周期规律的女性，卵巢的排卵通常也比较规律，排卵一般发生在来月经前14天。如果月经周期为30天，那么女性约在月经周期的第16天排卵。如果以上检查结果均正常，那么女性就可以安心备孕了。最佳的备孕方式是规律性生活，建议每周2~3次。如果夫妻由于工作或两地分居等因素不能规律过性生活，那么可以监测排卵，在排卵当天进行一次性生活，可以获得较高的受孕率。

（王增艳　中山大学附属第一医院）

94 | 如何计算女性的排卵期和排卵日？

问题：

我和妻子结婚6个月了，近期准备生育，听说排卵日性生活的受孕率最高，请问该如何计算女性的排卵期和排卵日？

回答：

排卵是指卵母细胞及其外周的透明带、放射冠及卵丘共同形成的卵冠丘复合体一起从卵巢中排出的过程。随着卵泡的发育成熟，其分泌的雌二醇在血液循环中浓度逐渐升高，当其浓度超过200 pg/ml 并持续 48 小时以上时，可诱发黄体生成素（LH）峰（图 8-1）。在此时取尿液，然后使用测排卵试纸进行检验（检测尿液中 LH 的水平），两道杠（红）通常提示强阳性（图 8-2）。LH 峰一般出现在排卵前 36 小时，平均持续约 48 小时，这可以解释为什么有的女性连续 2~3 天检测，测排卵试纸均呈强阳性。排卵 24 小时后，卵子就会失去受精能力，而精子在女性生殖道内可存活 2~3 天。因此，从测排卵试纸呈强阳性那天开始，到测排卵试纸由强阳性转弱那天（排卵日），均是女性比较容易受孕的时期。建议女性先通过月经周期推算可能的排卵日。对于月经周期规律的女性，一般排卵发生在下次月经前约 14 天，女性应在可能的排卵日的前 3 天就开始使用测排卵试纸检测排卵，早、中、晚各一次，测排卵试纸由强阳性转弱的那天就是排卵日，当天性生活女性最容易受孕。

除了测排卵试纸，女性可以根据基础体温升高 0.3~0.5℃、生殖道分泌物（白带）呈拉丝状等身体变化估算排卵日。有些女性在排卵期能感觉到下腹隐痛或刺痛，这些特征对备孕有很好的指导意义，但没有使用测排卵试纸准确。

如果女性平时月经失调、排卵期特征不明显，且测排卵试纸从月经期就开始就呈两道杠，那么应警惕排卵障碍。建议此类女性尽快到正规的医院就诊，进行调节月经、监测排卵或促排卵治疗。

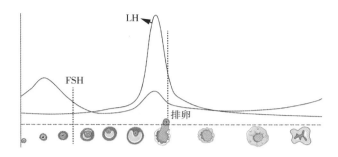

图 8-1　LH 峰与排卵

注：LH. 黄体生成素；FSH. 卵泡刺激素

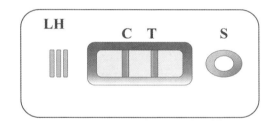

图 8-2　测排卵试纸呈强阳性

注：LH. 黄体生成素；C. 对照线；T. 检测线；S. 样本

（文扬幸　中山大学附属第一医院）

95 | 备孕期女性应何时补充叶酸？补充多久？补充过量是否有害？

问题：

我有位同事已经妊娠 3 个多月了，但因为胎儿神经管畸形引产了，医生说可能与妊娠早期叶酸缺乏有关，我和妻子近期准备生育，请问备孕期女性应何时服用叶酸？服用多久？服用过量是否有害？

回答：

妊娠期叶酸缺乏是导致胎儿神经管畸形的主要原因，还可能引起胎盘早剥，甚至新生儿低出生体重。在妊娠早期，胎儿快速生长、母体红细胞数量增多，孕妇对叶酸的需求量显著增加。尽管一些天然的食物如菠菜也含有叶酸，但经过烹饪，大部分叶酸会被破坏或流失，并不能满足孕妇的需求。而早在 1991 年，英国科学家的研究就已经表明，女性在妊娠前补充叶酸可以显著降低胎儿神经管畸形的发生率。因此，建议女性在备孕期就补充叶酸，每天 400 μg，至少应从妊娠前 1 个月开始补充，至妊娠后 3 个月，也可以整个妊娠期一直补充。但叶酸补充过量有害。大剂量的叶酸可刺激细胞分裂，可能对一些肿瘤有诱导和促发作用。此外，有研究认为，妊娠期过量补充叶酸与儿童自闭症的发生存在关系。但备孕期和妊娠期女性也不必过于担心，一般的叶酸补充剂（每片含叶酸 400 μg）或多数复合维生素制剂（每片含叶酸 800 μg）的剂量都是非常安全的。需要注意的是，药店里有些治疗贫血的叶酸制剂（每片含叶酸 5 mg）是不适合女性在备孕期服用的，购买前需要注意鉴别，同时应避免复合维生素制剂与叶酸补充剂同时服用。

（文扬幸　中山大学附属第一医院）

96 | 备孕期女性需要服用维生素吗？

问题：

我和妻子近期准备生育，听说备孕期女性需要服用维生素，请问是真的吗？

回答：

女性在妊娠期需要的维生素及微量元素增加，日常膳食有时难以满足需求。因此，除了均衡膳食外，女性在妊娠期还可以服用复合维生素制剂，但不宜过多或过杂。妊娠期女性需要特别注意维生素 A、维生素 D 及 B 族维生素的摄入量。

充足的维生素 A 对于维持母胎健康非常重要，但一旦过量，不仅可引起中毒，还有导致胎儿先天畸形的风险。中国营养学会建议，女性在妊娠期每天的维生素 A 摄入量为 1000 μg 视黄醇当量（3300 U）。世界卫生组织（WHO）建议，女性在妊娠期每天的维生素 A 摄入总量应不超过 3000 μg 视黄醇当量（10 000 U）。

维生素 D 对于胎儿的骨骼和牙釉质发育及血钙稳定至关重要，但正常女性在妊娠期很少发生维生素 D 缺乏。而过量的维生素 D 摄入可引起中毒，补充应谨慎。中国营养学会推荐，女性在妊娠期每天的膳食维生素 D 供给量为 10 μg（400 U）。

B 族维生素包括维生素 B_1、维生素 B_2、维生素 B_6、维生素 B_{12}、烟酸、泛酸及叶酸等。B 族维生素是推动机体代谢，把糖类、脂肪及蛋白质等转化为热量时不可或缺的物质。女性在妊娠期每天的 B 族维生素推荐摄入量（RNI）或适宜摄入量（AI）见表 8-1。

表 8-1　女性在妊娠期每天的 B 族维生素推荐摄入量或适宜摄入量

维生素 B_1（RNI）	维生素 B_2（RNI）	维生素 B_6（AI）	维生素 B_{12}（AI）	烟酸（RNI）	泛酸（AI）	叶酸（RNI）
1.5 mg	1.7 mg	1.9 mg	2.6 μg	15 mg	6.0 mg	600 μg

注：RNI. 推荐摄入量；AI. 适宜摄入量

总的来说，正常女性在备孕期需要膳食均衡，可以适当补充复合维生素制剂，但切忌过多、过杂。

（文扬幸　中山大学附属第一医院）

97 | 女性确诊不孕需要做哪些检查？

问题：

我和妻子结婚多年未生育，我曾去医院检查，但未发现问题，请问女性确诊不孕需要做哪些检查？

回答：

如果结婚多年的夫妻已经排除了由男方因素导致的不育，女方应做的检查如下。

（1）基础性激素检查：要求女性在月经来潮的第 2~5 天（月经出血期）进行检查，不要求空腹。

（2）黄体期孕酮检测：目的是判断女性有没有排卵及评估黄体功能。如果女性月经规律，那么应在排卵后 7 天（通常是月经来潮的 20~22 天）进行检测。

（3）妇科超声检查：目的是排除子宫或卵巢异常导致的不孕，应避开月经出血期。

（4）输卵管通畅度检查：可以选择子宫输卵管造影术、超声下通液术或腹腔镜手术。由于腹腔镜手术是有创检查，费用高，需要住院，故首选子宫输卵管造影术或超声下通液术。要求女性在月经干净后的第 3~7 天进行检查，检查前要进行白带常规检查以排除阴道炎。检查当月夫妻需要避孕，不能过性生活。

（5）排卵监测：如果条件允许，女性最好进行排卵监测，即从女性月经来潮的第8天开始进行超声检查，观察卵泡的发育情况、子宫内膜厚度及有无自发排卵，从而判断排卵功能是否正常，有无排卵障碍。排卵监测可能会结合尿液促黄体生成素检查或性激素检查。

以上是一些基本检查。如果女性还患有其他生殖相关疾病，可能需要进行补充检查。

（高　军　中山大学附属第一医院）

98 | 备孕期女性在饮食方面需要注意什么？

问题：

我和妻子正在备孕，请问备孕期女性在饮食方面需要注意什么？

回答：

备孕期女性在饮食方面需要注意以下几点。

（1）注重卫生：不卫生的"路边摊"或小吃店的食物，含有较多农药残留的蔬菜和水果，不新鲜的肉类，隔夜饭菜尤其是蔬菜等，都是不建议食用的。

（2）均衡营养：人体正常代谢需要各种营养物质均衡，营养"金字塔"可以很好地解释各种营养物质的需求量及如何均衡，即人体需要最多的是淀粉谷类主食（如米饭、馒头等），其次是水果、蔬菜，再次是适量的蛋白质（乳鱼虾、肉类），最后是脂肪和糖类。可以正常饮食的成人、无特殊饮食嗜好者（如素食主义者）及无明显挑食或偏食者，基本都不会缺乏营养。饮食正常者通常也不会缺乏维生素。对于孕妇或正在备孕的女性，如果想要补充维生素，可以补充 B 族维生素，可到正规的药店购买孕妇专用的复合维生素制剂，不建议购买昂贵的补品或营养品。

（3）不建议服用含有中药材的食疗方：经常食用一些中药材会损害肝功能和肾功能，甚至使子宫和胚胎受到损伤，引起胎儿畸形或流产。另外，一些食疗方会使用很多肉类，长时间熬煮会使大量嘌呤溶解在汤中，经常食用会造成尿酸升高，不但会导致痛风，还会损害肾功能。因此，不建议备孕期女性食用含有中药材的食疗方。如果备孕期女性有食补需求，可以去正规的中医院就诊，在医生的指导下使用中药材。

综上所述，备孕期女性的饮食，安全卫生第一，营养均衡很重要，食补应谨慎。

（王增艳　中山大学附属第一医院）

99 | 备孕期女性在生活习惯和环境方面有哪些注意事项？

男性不育与优生优育

问题：

我和妻子准备生育，请问备孕期女性在生活习惯和环境方面有哪些注意事项？

回答：

备孕期女性在生活习惯和环境方面的注意事项如下。

（1）避免不良情绪：抑郁、焦虑、紧张及悲观等不良情绪会影响女性下丘脑-垂体-卵巢轴的功能，还会影响排卵功能及后续的黄体功能，进而影响妊娠，引起不孕或流产。因此，备孕期女性应保持积极、乐观、愉悦、放松的心理状态。

（2）避免不良的生活习惯：坚持早睡早起和规律作息，避免吸烟、饮酒及熬夜等不良的生活习惯。已有大量证据表明，上述不良的生活习惯对生育力的损害很大。熬夜的危害最大，会造成卵巢功能下降，甚至卵巢早衰，以及妊娠后易流产。吸烟、饮酒会损害卵子质量，易造成胎儿畸形或流产。

（3）避免接触有害环境：包括空气污染、有毒物质、有害放射线等。如果是职业因素所致的接触，女性在备孕前至少要脱离有害环境 6 个月以上，才能减少这些危害对妊娠的不利影响。

（黄孙兴　中山大学附属第一医院）

100 | 何时是女性最佳的生育期？

问题：

我妻子今年 29 岁，家里人催我们生育，我们目前没有生育计划，但听说女性最好在 30 岁前生育，请问何时是女性最佳的生育期？

回答：

理论上，女性在月经初潮后就会发生排卵，月经规律的女性每月都有一次排卵。月经初潮后 2~3 年，很多女性的身体还会进一步发育，包括乳房等第二性征及子宫等内生殖器的进一步发育，身高也会有部分增长，而此时妊娠会影响这些方面的发育。因此，从生理上讲，这个阶段并非女性最佳的生育期。女性在 16~18 岁生殖器完全发育成熟，此时具有成熟的受孕能力，生育力将一直持续到围绝经期的最后一次排卵。中国女性的平均绝经年龄是 50 岁。随着女性年龄的增长，生育力逐渐降低，这种降低体现在 2 个方面：一是卵巢储备的卵子数量减少，女性卵巢内储备的卵子数量是在卵巢形成后就不断减少的，一直到绝经期卵子耗竭；二是卵子质量下降，异常卵子的比例增加，导致生育力下降，流产率增加，胎儿异常的比例增加。

大量数据显示，女性在 35 岁后卵子数量和质量明显下降，35 岁以上的孕妇为高龄孕妇，建议其在妊娠后检查胎儿有无染色体异常。40 岁以上的女性卵子数量和质量显著下降，进入生育年龄的末期，45 岁以上生育率极小。

综上所述，建议女性在条件许可的情况下尽早生育，尽量避免在 35 岁后甚至 40 岁后生育。

（王增艳 中山大学附属第一医院）

101 高龄女性备孕时需要注意什么？

问题：

我妻子快 40 岁了，我们还想生育，请问高龄女性备孕时需要注意什么？

回答：

女性卵巢中的卵泡是不可再生资源，女性出生后卵泡数量就不断消耗减少，直至绝经期耗竭。妇产科学相关教材上将女性40岁以前由卵巢衰竭引起的停经称为卵巢早衰，也就是说，女性40岁后进入绝经期是正常的生理现象。

随着女性年龄的增长，受周围不良环境的累积影响，卵子在形成过程中染色体发生异常的比例增加，卵子质量下降，即使妊娠，染色体异常导致流产的风险也会增加。

那么高龄女性在备孕时有哪些注意事项？

（1）评估卵巢功能：女性的年龄分为生理年龄和生育年龄。生理年龄是按照出生日期计算的，生育年龄是根据卵巢储备功能计算的。高龄女性可以根据月经周期判断生育年龄，正常女性的月经周期约为28天，如果月经周期明显缩短至23~25天，则提示卵巢储备功能下降。高龄女性出现月经周期缩短、卵巢储备功能下降是正常的生理现象，如果不考虑生育，那么是完全正常的。

高龄女性可到医院就诊，医生会根据超声检查时卵巢窦的卵泡数及性激素水平、抗米勒管激素（anti-Müllerian hormone，AMH）水平判断女性的卵巢储备。

（2）适时就诊，选择合适的助孕措施：建议高龄女性在开始备孕时积极评估自身条件，适时到正规医院就诊。通常建议高龄女性先备孕3个月（每周性生活2~3次），如果未孕，及时到正规医院就诊，先检查男方的精液质量（因为男性的精液检查简单且无创伤）。如果男方精液检查的结果正常，女方以前没有妊娠史或其他导致输卵管堵塞的危险因素（如引产、盆腔炎等）且月经规律（排卵正常），可以在医生的指导下监测排卵并性生活3个月，如果仍未孕，建议直接行试管婴儿助孕。因为国内外多项研究提示，对于高龄女性，试孕6个月后若仍未孕，进行人工授精（将男性的精液在体外经过优选处理后挑选优质精子注入女性的子宫内）并不能明显增加妊娠的成功率。

如果相关检查出现以下问题，高龄女性可选择相应的助孕措施：①男方精液质量差，根据男科医生的意见行人工授精或试管婴儿；②女方输卵管阻塞，需要行试管婴儿；③女方排卵不正常，需要通过药物促排卵。

（3）摆正心态：在积极备孕和就诊的同时，高龄女性还要摆正自己的心态，充分认识年龄引起的自身生育力下降情况，与医生充分沟通，不给自己过大压力。

（王增艳　中山大学附属第一医院）

102 | 哪些女性不适合生育？

问题：

我妻子今年 33 岁，她 2 年前进行了肾移植手术，请问她能不能做试管婴儿？

回答：

生育对于女性来说是一个长期且艰辛的过程，需要心身健康才能完成。生育不仅是妊娠、分娩，还涉及孩子的养育过程。临床上，有一些女性是不适合生育的，具体情况如下。

（1）身体在妊娠前就患有特殊疾病，不能耐受妊娠和分娩：主要为人体各个脏器或系统出现的重大疾病，如心功能严重异常、肺动脉高压、肝衰竭和肾衰竭、血液系统疾病、自身免疫性疾病及特殊传染病状态等，这些情况下妊娠会对生命造成严重威胁。上述部分疾病在有效治疗缓解后，患者会获得妊娠、分娩时机，但需要严密评估和观察。

（2）患有反复妊娠造成的疾病：如反复剖宫产造成的瘢痕子宫、反复重度妊娠高血压综合征或反复妊娠期严重并发症（如特发性血小板减少症）等，虽然妊娠前正常，但妊娠、分娩会有重大风险。

（3）患有严重的精神障碍：如精神分裂症、严重抑郁、躁狂症及严重智力低下。由于上述疾病患者妊娠后胎儿面临安全高风险、出生后难以获得正常的养育及精神分裂症高度遗传等，是不建议生育的。有些国家的法律明确禁止精神分裂症患者生育。

（4）社会经济因素：部分残障人士或无基本经济保障的夫妻，不能有效履行教养后代的义务，在伦理上是不建议生育的。

本例患者进行了肾脏移植手术，如果术后肾功能稳定，且移植肾功能良好，重新获得了妊娠机会，是可以生育或行辅助生殖技术助孕的。

（李宇彬　中山大学附属第一医院）

男性不育与优生优育

103 | 避孕方法有哪些？

问题：

我妻子今年 33 岁，已生育，我们不打算再生育了，请问可以使用哪些避孕方法？

回答：

避孕方法包括女性避孕和男性避孕两大类。

（1）女性的避孕方法

1）口服避孕药：包括紧急口服避孕药和短效口服避孕药。女性常用的紧急避孕药是左炔诺孕酮片（毓婷），需要女性在无保护的性生活后72小时内服用1次或2次。其主要成分是左炔诺孕酮，通过抑制排卵、阻碍胚胎着床等作用达到避孕目的。由于紧急避孕药的避孕失败率较高，且会引起月经失调，故不推荐常规使用。女性常用的短效口服避孕药有去氧孕烯炔雌醇片（妈富隆）、屈螺酮炔雌醇片（优思明）及屈螺酮炔雌醇片（Ⅱ）（优思悦）等，需要女性在月经周期的早期开始每天服用，避孕原理是抑制排卵、阻碍胚胎着床及抑制精子运动等。

2）宫内节育器：包括圆环、T形环、吉妮环，以及含有药物的左炔诺孕酮宫内节育系统（曼月乐）等。一般的宫内节育器在子宫腔内产生无菌性炎症，阻止受精卵着床，达到避孕目的。而含有药物的宫内节育器如左炔诺孕酮宫内节育系统，含有高效的孕激素，其可对抗雌激素，使子宫内膜变薄，阻止受精卵着床，达到避孕目的。此外，含铜的宫内节育器主要影响精子获能，可增加避孕效果。

3）输卵管结扎：通过手术结扎女性的双侧输卵管使得女性绝育。

4）皮下埋植孕激素：将一定剂量的孕激素放在硅胶囊管中，然后将其埋藏于皮下，使其缓慢地释放少量孕激素，从而起到避孕作用。

5）女用避孕套：是套在阴道内的用于防止妊娠或性病的乳

胶合成制品，较少使用。

（2）男性的避孕方法

1）男用避孕套：使用方便，常用，不仅可以避孕，还可以防止性病传播。

2）男性输精管结扎：男性绝育手术。

新婚夫妻可以选择一些快速恢复生育力的避孕方法，如男用避孕套、女性口服避孕药；已经生育但未来还有生育计划的夫妻可以选择女性宫内节育器、女性口服避孕药、男用避孕套；已经生育但不考虑再生育的夫妻可以选择女性皮下埋植孕激素、女性宫内节育器、女性输卵管结扎、男性输精管结扎及男用避孕套等，效果更加可靠。

（王增艳　中山大学附属第一医院）

104 如何确定是否妊娠？

问题：

我妻子平时月经不规律，有时 2~3 个月才来 1 次，我们准备生育，请问该如何确定是否妊娠？

回答：

简单来说，精子与卵子受精结合、发育成胚胎并成功植入子宫内膜中就是成功妊娠。妊娠后母体会发生各种变化，其中最直观的表现是停经，即月经不来潮。对于平时月经规律的未避孕且有性生活的女性，如果月经推迟 1 周，就需要考虑妊娠的可能性，并及时行进一步的检查确认。

妊娠后，母体另一个显著的变化就是胎盘绒毛分泌人绒毛膜促性腺激素（HCG）。正常情况下，女性体内的 HCG 水平基本为 0，HCG 水平升高是特异性的妊娠标志物。女性最早在受精后约 7 天就可以在外周血中检测到 HCG 水平升高，受精后 10~14 天就可以在尿液中检测到 HCG 水平升高。这就是验孕试纸或验孕棒通过检测尿液来判断妊娠的原理。对于月经规律的未避孕且有性生活的女性，在预计的月经来潮期（约排卵后 14 天）若未来潮，可通过检测尿 HCG 水平来确定是否妊娠，也可以去医院通过检测血 HCG 水平来判断是否妊娠。而对于月经不规律的未避孕且有性生活的女性，由于排卵时间不规律，较难通过停经来判断是否妊娠，且通过检测尿液判断妊娠的时间也较难把握。这类人群一般可以在预计月经来潮的时间或监测的排卵日的后 14 天进行检测，即使检查结果为阴性，也不能确定是否妊娠，可以每隔 1 周重复检测；如果反复检测的结果均为阴性，且仍未月经来潮，建议到医院行进一步的检查以明确原因。

还有一个直观的判断妊娠的方法是 B 型超声（简称 B 超）检

查。但一般情况下，B 超检查并不需要太早进行，因为在妊娠 4~5 周前，B 超很难检测到妊娠。经阴道 B 超最早可在女性妊娠 5~6 周发现妊娠的典型表现——宫内妊娠囊。女性妊娠 7 周后，经阴道 B 超可以观察到胎心搏动。

综上所述，结合停经、血或尿 HCG 水平及 B 超检查可以明确女性是否妊娠。

（罗　璐　中山大学附属第一医院）

105 妊娠后该如何保胎或避免流产？

问题：

我和妻子结婚多年未成功生育，最近通过试管婴儿成功妊娠，请问该如何保胎或避免流产？

回答：

不孕不育夫妻通过辅助生殖技术成功妊娠后常会担心出现胎儿发育异常甚至流产等情况。

对于保胎，需要科学对待。临床上，自然流产十分常见，其发生率约占所有妊娠的 15%。其中，母体因素仅占小部分，大部分为胚胎本身存在缺陷，由于优胜劣汰而被自然选择机制淘汰。这种情况即使用上所有的保胎方法，胎儿仍会流产。即使胎儿通过药物勉强"保留"下来，其在后续的生长过程中也会出现发育异常或畸形等更严重的问题。因此，保胎切勿盲目进行。

对于既往没有流产史及高危情况的孕妇，一般无须过度担心流产，平时注意保持健康的生活方式（包括早睡和规律作息、合理均衡饮食、保持心情舒畅及注意个人卫生），并定期进行产检即可。对于高危患者（包括高龄、有反复流产史、母体患有其他慢性疾病、通过辅助生殖技术妊娠及本次妊娠有先兆流产等情况），除注意以上一般事项外，还应尽量避免中重体力劳动，在妊娠的前3个月和后3个月避免性生活，定期到正规医院进行检查，并遵医嘱使用相应的药物等。

值得一提的是，除特殊情况外，一般情况下医生建议的注意休息不等于绝对卧床。对于大部分孕妇，绝对卧床不会减少流产的风险。另外，妊娠期性生活也不是绝对禁止的，但对于高危患者或特殊时期，仍需要避免性生活。此外，使用药物保胎也应谨慎，孕妇需要到正规医院遵医嘱用药并定期检查。

（罗　璐　中山大学附属第一医院）

106 | 反复自然流产该怎么办？

男性不育与优生优育

问题：

我和妻子结婚 3 年了，妊娠 2 次，但均在妊娠约 2 个月时出现胎儿停止发育，请问这种情况属于反复自然流产吗？该怎么办？

回答：

我国目前将反复自然流产定义为连续 3 次或以上在妊娠 28 周前发生自然流产，其中胚胎停止发育或稽留流产属于自然流产。而国际上包括美国在内的部分国家将反复自然流产定义为连续 2 次或以上在妊娠 20 周前发生自然流产。

反复自然流产的发生机制很复杂，目前约 50% 患者的病因无法确定，被称为原因不明性流产。而已知的与反复自然流产相关的病因，主要包括胎儿方面的原因和母体方面的原因。胎儿因素主要是胚胎染色体异常。而母体因素包括内分泌功能异常、甲状腺功能减退、先天性子宫畸形、子宫发育异常、子宫腔粘连、子宫肌瘤、夫妻一方染色体异常及自身免疫性疾病等，还有一些反复妊娠中期流产的原因是子宫颈功能不全。男方因素也可能与自然流产相关，如精子 DNA 碎片率增加等。因此，反复自然流产患者首先需要完善检查以寻找流产的原因。对于既往有自然流产史而目前胚胎停止发育尚未清宫的患者，强烈建议在本次流产时留取胚胎组织样本，检查胚胎染色体是否存在异常，因为该检查对确定流产的原因非常重要，且是日后不能再检查的内容。对于其他既往至少有 2 次妊娠早期自然流产的患者，首先需要夫妻双方抽血检查染色体，以排除染色体异常的情况，在确定染色体正常后，再进一步完善其他针对流产原因的检查。对于反复妊娠中期流产的患者，需要完善相关检查以排除子宫颈功能不全等情况。在相关检查确定病因后，医生方可根据病因给予相应的治疗。

值得一提的是，流产相关的检查和治疗在业内尚存在很多争议，许多药物的疗效和安全性等尚有待验证，建议患者去正规医院进行相应的检查和治疗。

（罗　璐　中山大学附属第一医院）

107 | 什么是"宫寒"？该如何治疗？

问题：

我妻子月经量过少，经常痛经，且我们婚后多年一直未成功妊娠，有人说她这种情况是"宫寒"，请问什么是"宫寒"？该如何治疗？

回答：

"宫寒"指的是胞宫寒冷。中医学中，胞宫不仅指子宫，还包含输卵管、卵巢等器官。虽然中医学相关文献中并无"宫寒"一词的记载，但中医妇科学中"寒凝胞宫""阳虚内寒，胞宫失煦"等概念与其相似。

"宫寒"有"内寒"和"外寒"之分。"内寒"指的是先天禀赋不足，脾肾阳气虚弱，或平素贪凉饮冷，抑遏脾肾阳气，使阴寒内生，胞宫失于温煦。"外寒"指的是寒邪由外及里，直中胞宫。"宫寒"可导致女性发生月经量过少、痛经、闭经、带下病、盆腔炎性疾病后遗症及不孕等。"宫寒"的女性平时常有腰膝酸软、手足不温、小便清长及白带清稀等表现。

中医对于"宫寒"的主要治法是温经祛寒，即通过温补脾肾之阳，辅以活血、行气、化痰等治法，以达到调经、助孕、安胎等目的。常用的方剂有右归丸、温经汤、金匮肾气丸、少腹逐瘀汤及艾附暖宫丸等，常用的中药材有肉桂、附子、巴戟天、吴茱萸、菟丝子、干姜及小茴香等。

艾灸也是治疗"宫寒"的方法，其因简便、易操作而大受欢迎。艾灸具有温阳散寒的作用。常温灸肾俞穴、命门穴、气海穴及关元穴等穴位，有暖宫散寒的作用。

此外，以小茴香、干姜、吴茱萸、艾叶及红花等中药材煮水沐足，不仅过程舒适，还可以温经散寒、通经活络，对于"宫

男性不育与优生优育

"寒"的治疗有良好的辅助作用。

面对"宫寒"，女性可以从改变生活习惯做起，每天保持一定的运动量可以帮助体内阳气的运行；注意保暖，切忌贪凉饮冷，避免寒邪由外入内；"宫寒"的女性可多食用能温补脾肾之阳的鸡肉、羊肉、核桃、生姜、韭菜及艾叶等食物，避免食用过多的寒凉食物。

（翁治委　广州中医药大学第一附属医院）

108 | 月经不规律会不会影响生育？

问题：

我妻子今年 28 岁，她的月经一直不规律，有时候 3 个月来 1 次，有时候 6 个月来 1 次，之前被诊断为多囊卵巢综合征，请问这种情况会不会影响生育？

回答：

多囊卵巢综合征是女性常见的引起月经不规律的原因，其病因目前还不是很明确，临床表现主要有月经不规律、卵巢多囊样改变及雄激素水平增高引起多毛等。

正常情况下，女性每月排卵 1 次，即月经来潮 1 次。对于多囊卵巢综合征患者，由于不排卵或稀发排卵（数月才月经来潮 1 次），就会出现月经不规律的情况。

月经不规律需要进行药物治疗。因为卵巢不排卵，子宫内膜没有及时受到孕激素的作用而发生变化，会导致子宫内膜长期受雌激素的作用，这是子宫内膜癌发生的危险因素之一。因此，女性若月经不规律，尤其是超过 2 个月没有月经来潮时，就要及时去医院就诊并检查，如果属于未排卵，那么需要口服孕激素约 10 天使子宫内膜变化，停药后月经即可来潮。

至于月经不规律会不会影响生育，需要看排卵的情况。如果是不排卵，那么就需要使用药物促排卵。如果为稀发排卵，会导致自然受孕率下降。正常女性每月排卵 1 次，有 1 次受孕机会，稀发排卵的女性要更长时间排卵 1 次，故受孕率会降低。

（王增艳　中山大学附属第一医院）

109 | 排卵期出血该怎么办？

问题：

我妻子今年 32 岁，之前月经正常，但最近 2 个月出现排卵期出血，请问该怎么办？

回答：

排卵期出血是由于生长成熟的卵泡在排卵时破裂，卵细胞及其周围的大量颗粒细胞被排出至腹腔进入输卵管内。颗粒细胞是分泌雌激素的，排出颗粒细胞会引起机体雌激素水平降低。因此，生理状态下，女性排卵后机体的雌激素水平会降低，之后新的卵泡形成黄体，黄体细胞可以继续分泌雌激素和孕激素，使得机体的雌激素水平又逐步升高。在这个雌激素波动的过程中，有的女性子宫内膜比较敏感，会随着雌激素水平降低发生少量出血，又随着黄体细胞分泌雌激素，使得雌激素水平再度升高，出血很快会停止。

排卵期出血其实是一种生理现象，很多女性都会时不时出现这种情况。排卵期出血的特点为 2 次正常月经的中间出血，出血量不多，出血持续时间不超过 1 周。当女性出现 2 次正常月经的中间出血时，不必惊慌，先到医院就诊，进行超声检查，排除子宫内膜病变。患者可以行基础体温测定，了解出血的时间段，确定是否在排卵期。如果确诊为排卵期出血，可以不处理，也可以在排卵期补充雌激素。

（王增艳　中山大学附属第一医院）

110 | 多年未育夫妻该如何成功生育？

问题：

我妻子今年 38 岁了，我们试孕了 8 年都没有成功妊娠，请问该怎么办？

回答：

夫妻性生活规律，试孕多年未成功妊娠，首先应进行必要的检查，主要针对 4 个要素进行。

（1）明确女方有没有排卵障碍。排卵障碍可通过询问女方的月经情况得知，如果其出现月经不规律、闭经等，提示为排卵障碍，也可以通过检测女方的性激素水平、抗米勒管激素（AMH）水平及窦卵泡数确诊。排卵障碍的常见原因有多囊卵巢综合征、高催乳素血症及卵巢功能减退等。排卵障碍一般可以使用调节月经的药物进行治疗，如口服避孕药、溴隐亭及人工周期激素药物等。如果女方没有特殊的禁忌证，可以使用促排卵药物+性生活指导或人工授精等助孕。上述方法反复失败时，可以考虑行试管婴儿。

（2）明确男方精子有没有异常。男方可以行精液常规、精子形态学分析等检查。如果确诊为重度少精子症、弱精子症、畸形精子症，建议直接通过第二代试管婴儿助孕。如果男方精液轻中度异常，可以考虑药物治疗和生活调理，尝试自然受孕，或通过人工授精助孕。

（3）明确女方输卵管的通畅度。女方可以行输卵管造影、腹腔镜检查。如果女方的输卵管没有堵塞或至少有一侧通畅，不孕时间长，可以通过人工授精助孕；若反复人工授精失败（一般3个周期），则可以通过试管婴儿助孕。如果女方双侧输卵管堵塞，可以直接通过试管婴儿助孕。如果女方为输卵管伞端堵塞，也可以考虑宫腔镜+腹腔镜联合诊治术，疏通输卵管，一般术后争取在6个月内妊娠；如果术后6个月内仍未妊娠，可以通过试管婴儿助孕。

（4）明确女方子宫内膜的情况。女方可以行阴道超声、宫腔镜+子宫内膜活检病理分析等检查。如果发现子宫多发性息肉，可行手术刮除；若发现宫腔粘连，可考虑进行宫腔电切分离；若发现子宫内膜慢性炎症，可使用敏感抗生素治疗；若彩色多普勒超声发现种植期子宫内膜血流缺如，可以考虑使用改善血流的药物。

另外，部分夫妻患有遗传病、染色体疾病等，可以考虑做第三代试管婴儿（胚胎植入前遗传学检测）。建议免疫性不孕女性行必要的免疫干预和检查，必要时行辅助生殖技术助孕。

（李宇彬　中山大学附属第一医院）

111 | 如何科学地"坐月子"？

问题：

我妻子刚生产，听说"坐月子"期间不能洗澡、洗头、吹空调及出门等，请问这些"规矩"有科学依据吗？该如何科学地"坐月子"？

回答：

中国人有"坐月子"的传统。虽然不同地域具体的风俗习惯有所不同，但基本都要求产妇不能洗澡、洗头、吹风等，还要食用大量营养丰富的食物。随着对生活质量要求的提高，年轻人难以接受"1个月内不洗澡、洗头及出门等"。此外，有关外国女性生产完立即开始外出工作或出门的报道屡见不鲜，使得很多年轻人开始抵触"坐月子"。

那么"坐月子"到底有没有科学依据？

（1）产后能不能洗澡、洗头？"产后不能洗澡、洗头"的说法是没有科学依据的。洗澡、洗头本身不会使产妇生病，也不会引起头痛。但产妇经历分娩和产时出血，身体比较疲倦、虚弱，机体免疫力变差，洗澡、洗头时如果不注意保暖，容易引起感冒等不适。因此，在做好保暖的前提下，产妇是可以洗澡、洗头的。

（2）饮食上是否一定要"大补"？产妇产后常吃的食物，北方有红糖小米鸡蛋粥，南方有姜醋猪脚，都是比较容易消化和营养丰富的食物。而且，红糖和姜醋都有活血的作用，可以促进宫腔内积血的排出，但食用过多反而不利于子宫内膜创面的修复，会引起出血。很多产妇在产后40多天仍有血性恶露，与其过多食用有活血作用的食物有关。与普通人相比，产妇有胃肠动力减弱、失血及哺乳等特殊性，故建议产妇多食用高蛋白质食物，多饮用汤类，以增加乳汁的分泌。但在血性恶露干净前，产妇不要过多食用红糖、姜醋及阿胶等补血活血类食物。

（3）产后能不能进行体力活动？经阴道分娩的产妇在产后盆底肌肉和韧带会松弛，甚至发生部分断裂，很难恢复到妊娠前的状态。大多数医院有产后康复门诊，也有仪器辅助产妇恢复盆底功能。如果有时间和条件，建议产妇行盆底康复检查和治疗。如果没有时间和条件，建议产妇平时多做缩肛运动，也可以锻炼盆底肌肉。在盆底肌肉和韧带功能恢复前，产妇应尽量避免重体力活动和增加腹压的运动。一般情况下，走路等日常活动是可以进行的。

（4）产后束腹带有没有用？束腹带只能使腹部的赘肉从外观上看不明显，产妇需要在产褥期后通过加强体育锻炼来恢复，有很多产后操可供选择。

总之，女性经历"十月怀胎，一朝分娩"，对身体的各个方面都产生了非常明显的影响，产后身体和心理都需要恢复，加强营养、多休息、注意保暖及产褥期避免重体力活动都是必需的。

传统"坐月子"的来源也是因为产妇产后身体虚弱，但随着科学发展、社会进步，其中很多以前需要注意的风俗习惯慢慢变成了"陋习"，需要注意改进。

（王增艳　中山大学附属第一医院）

112 ｜双侧输卵管阻塞该如何生育？

问题：

我和妻子结婚4年了，一直未避孕，妻子也未受孕，去医院检查后妻子被诊断为双侧输卵管阻塞，请问这种情况该如何生育？

回答：

夫妻不孕不育的原因有很多，女方常见的原因包括输卵管阻塞，因为精卵相遇的通道受阻，故无法形成胚胎。

双侧输卵管阻塞该如何生育？常见的处理方法有2种：①通过微创手术（腹腔镜）使输卵管疏通；②通过体外受精（试管婴儿）助孕。

如何选择这2种处理方式？首先，通过手术疏通输卵管是期望女方术后可以自然妊娠，也就是说，除输卵管阻塞外，夫妻双方其他赖以生育的条件都需要正常，如年龄合适、卵巢储备正常、排卵正常及精液正常等。如果这些情况有异常，那么女方即使行手术复通了输卵管，也无法提高其自然妊娠的可能性。因此，在考虑是否行手术复通输卵管前，夫妻双方需要排除其他导致不孕不育的相关因素，如果其同时存在其他明显导致不孕不育的因素，建议直接做试管婴儿助孕。其次，在其他因素都正常的情况下，还要考虑输卵管复通手术的难度和效果。例如，部分不孕女性输卵管阻塞的位置靠近子宫近端（间质、峡部），即使疏通了输卵管，其自然妊娠的概率也不高，且输卵管容易再次阻塞，故不建议行手术疏通输卵管，可以考虑直接做试管婴儿助孕。此外，部分不孕女性以前进行过盆腔手术，再次手术的效果可能会受到影响，也建议做试管婴儿助孕。

（黄孙兴　中山大学附属第一医院）

113 | 妻子恐惧性生活该怎么办？

问题：

我妻子今年 26 岁，我们结婚 2 年多了，性生活一直未成功，我们尝试性生活时，她会感到十分恐惧，出现心慌、出汗、四肢发抖甚至惊叫等表现，请问这种情况该怎么办？

回答：

性生活恐惧是指男女进行性生活时出现严重的焦虑、恐惧情绪，回避或拒绝性生活，使性生活无法进行，造成双方心理痛苦。

性生活恐惧是可以治疗的，目前提倡"夫妻同治"，建议夫妻一起就诊，而治疗团队由男科医生、妇科医生及性治疗师组成，先分别和夫妻双方中的一方交流，了解基本情况后，再夫妻一起沟通：①感情是治疗的基础，如果夫妻感情破裂，治疗会非常困难，因为治疗时要求夫妻双方互相体谅，切忌强迫性生活，丈夫应慢慢鼓励妻子，让其逐渐接受性生活。②进行性知识普及，为夫妻讲解男女外生殖器的解剖结构，如什么是阴茎、睾丸，什么是阴道、大阴唇、小阴唇。③让女方了解，第1次性生活可能会出现处女膜破裂、疼痛、出血，这些都是正常的，不必惊慌。此外，夫妻双方还可以在医生的指导下进行性生活训练，使女方逐渐接受性生活，慢慢消除恐惧。

（陈　俊　中山大学附属第三医院；李　浩　广东省妇幼保健院）

114 妻子性欲低下该怎么办？

问题：

我和妻子结婚已经 5 年了，还未生育，但她对性生活没什么兴趣，这令我很困扰，请问这种情况该怎么办？

回答：

性欲低下或对性生活不满意是夫妻常出现的问题。性欲低下不仅影响生育，严重时可导致夫妻双方心理痛苦和婚姻破裂。

性欲是人类的本能之一，是一种在一定性刺激的激发下，希望与性伴侣完成心身结合的欲望。女人性欲低下的原因非常多，排除生殖道畸形、神经系统疾病、内分泌系统疾病、肿瘤及妊娠和产后因素后，多数是由生理上缺性激素或心理上缺少"爱"导致的。

第一，成熟稳定的下丘脑-垂体-性腺轴及周期性分泌的性激素，不仅对女性第二性征的出现和维持至关重要，也被认为与女性的性欲密切相关。其中，雄激素是调节女性性功能最重要的性激素，其可作用于中枢神经系统并影响性行为，与女性性欲、性唤起及性高潮密切相关。有研究表明，雄激素制剂可明显改善性功能障碍女性的性生活满意度，但需要在医生的指导下谨慎使用。

第二，心理上缺少"爱"被认为是部分女性性欲低下一个很重要的原因。女性的性反应与男性不同，视觉或局部触觉刺激往往可以唤起男性的性欲，而女性性欲的唤起更多依赖于社会心理基础，即爱情。夫妻双方应多交流，培养感情，适当学习性知识和性技巧，以改善女方的性欲低下，使夫妻的性生活和谐。

（文扬幸　中山大学附属第一医院）

115 | 子宫颈功能不全导致反复流产该怎么办？

问题：

我妻子流产 3 次了，医生认为是由子宫颈功能不全导致的，请问子宫颈功能不全该如何确诊？其主要的危害有哪些？该如何治疗？

回答：

子宫颈功能不全比较常见，在所有孕妇中约占 1/1000。女性既往行子宫颈锥切术或发生子宫颈裂伤等，会使子宫颈功能不全发生的可能性增加。在子宫颈功能不全患者中，明确有子宫颈手术史及子宫颈产伤者占 60%，剩余 40% 可能与子宫颈弹性蛋白异常有关。子宫颈功能不全会导致孕妇在妊娠中期子宫颈无痛性扩张，进而发生流产或早产。

（1）子宫颈功能不全该如何确诊？目前，其诊断需要遵循以下标准：①有明确的多次妊娠中期自然流产史；②妊娠期超声检查发现子宫颈变短或观察到明显扩张，未妊娠的女性做子宫颈探查时子宫颈口很容易通过 8 号子宫腔探条等。

（2）子宫颈功能不全主要的危害有哪些？子宫颈功能不全患者在妊娠时因子宫颈松弛，导致胎儿易从子宫腔娩出，特别容易发生在妊娠 4~6 个月（妊娠 18~25 周）时。妊娠 28 周前娩出，胎儿存活的机会很小，即使存活，并发症也较多。并且，子宫颈功能不全患者因反复流产，容易发生宫腔粘连等情况，导致以后妊娠困难或无法妊娠，给其身体和家庭都造成很大危害。

（3）子宫颈功能不全该如何治疗？目前，临床可采用子宫颈环扎术治疗子宫颈功能不全。例如，孕妇在妊娠中期发生子宫颈变短时，可以采取紧急经阴道手术，用宽的环扎带把子宫颈扎住，从而防止胎儿娩出。如果孕妇既往发生过反复流产或妊娠中期环扎失败，可以在妊娠前经腹腔镜环扎子宫颈，环扎后不影响自然妊娠。对于一些特殊情况，如妊娠特别困难的子宫颈功能不全患者，也可以在妊娠 6~10 周后行妊娠期腹腔镜子宫颈环扎术，该术式因为环扎的位置较高，目前足月分娩率在 80% 以上。

（刘军秀　中山大学附属第一医院）

116 | 生化妊娠是怎么回事？

问题：

我和妻子正在备孕，有一次她的月经来潮推迟了 1 周，验孕棒也显示两道杠，但几天后月经就来了，医生说这是生化妊娠，请问生化妊娠是怎么回事？

回答：

生化妊娠在临床中很常见，属于优胜劣汰，是一种自然选择机制。其本质是精子与卵子有受精结合形成受精卵，且有着床到子宫中，但着床后在很短时间内胚胎就停止继续发育了，随后伴随出血和子宫内膜脱落，与平时月经来潮的表现类似。生化妊娠是一种非常早期的流产，保守估计其发生率约占所有妊娠的10%。生化妊娠的表现有多种，有些女性没有任何表现，"月经"正常来潮；有些女性则表现为月经来潮的时间比平时推迟几天。因此，很多女性即使经历了生化妊娠，却完全不知道。还有一些女性表现为少量持续的阴道出血等。生化妊娠可以通过检测血HCG 水平来确诊。由于是很早期的流产，B 超还不能观察到子宫内的妊娠囊。

那么，生化妊娠需要治疗和处理吗？有哪些注意事项？首先，要观察出血量和出血的持续时间，如果血 HCG 水平很低，出血量和出血的时间与平时月经来潮相仿，一般没有太大影响，不需要使用药物处理，也不需要清宫。如果持续出血且时间较长，或合并其他症状如腹痛等，且血 HCG 水平持续不下降，就需要与其他异常妊娠相鉴别，如异位妊娠等。

生化妊娠一般对女性的身体没有明显伤害，也不会影响下一次妊娠，不需要长期休息。生化妊娠发生的原因主要与胚胎质量异常有关，是优胜劣汰的一种表现。但若女性多次发生生化妊娠，则需要到医院做进一步的检查。

（罗　璐　中山大学附属第一医院）

117 | 意外妊娠如何选择流产方式？

问题：

我和妻子刚结婚，目前没有生育计划，但妻子意外妊娠了，请问该如何选择流产方式？

回答：

很多年轻的夫妻可能因种种原因还没有做好为人父母的准

备，要求人工流产。作为医生，是非常不建议女性做人工流产的，因为人工流产可能会对女性的心身造成不可弥补的伤害。无论是何种方式的流产，都有出血、感染、不全流产的近期风险；更严重的是远期风险，如人工流产导致子宫内膜受损、宫腔粘连及慢性炎症导致盆腔粘连等，最终将影响日后再次妊娠，导致不孕。因此，建议年轻的夫妻在做出终止妊娠的决定前再次谨慎考虑。

如果仍选择行人工流产，主要有2种方式。

（1）药物流产：药物流产有限制，一般必须是妊娠7周前的宫内妊娠，在没有药物使用禁忌的前提下可以使用。其优点是没有人工和医疗器械进入宫腔内，不会使子宫内膜受损，在规范用药和监测下是比较安全可靠的。但药物流产有10%～15%的失败率，流产不全时需要再次刮宫，有时流产不全会导致出血时间延长、感染风险增加等。

（2）人工流产手术：一般来说在妊娠7～12周可进行。一般手术流产的出血量会比药物流产少，成功率也比较高，但由于需要在宫腔内操作，术后有宫腔粘连导致不孕等风险。同时，无麻醉的人工流产手术在操作过程中患者可能比较疼痛，还可能出现晕厥等人工流产反应综合征。无痛人工流产手术是目前广泛应用的术式，患者虽然没有痛觉，但操作过程中的并发症不易被医生察觉，故也存在一定风险。如果女性超过妊娠12周再想终止妊娠，就需要根据具体情况选择引产的方式，而不是一般的人工流产。

可见，无论何种流产方式，都伴随着相应的风险和危害，减少伤害最重要的手段是做好避孕措施。

（罗　璐　中山大学附属第一医院）